Arun Deep
Abi M Thomas
Ruchika Kundra

Prevenção de Cáries Dentárias para além dos Fluoretos

Arun Deep
Abi M Thomas
Ruchika Kundra

Prevenção de Cáries Dentárias para além dos Fluoretos

ScienciaScripts

PREVENÇÃO DE CÁRIES DENTÁRIAS PARA ALÉM DOS FLUORETOS

CONTEÚDO

INTRODUÇÃO

A cárie dentária é uma das doenças infantis evitáveis mais comuns e as pessoas são susceptíveis a esta enfermidade ao longo da vida. [1] Dados do National Health and Nutrition Examination Survey (NHANES) realizado entre 1999 e 2004 revelaram que 28% das crianças entre 2 e 5 anos tinham um ou mais dentes primários afectados e 51% tinham um ou mais dentes primários afectados pela idade de 6 a 11 anos. Na dentição permanente, 10% das crianças dos 6 aos 8 anos tinham cárie dentária e 51% das crianças foram afectadas pelos 12 aos 15 anos de idade. [2] A cárie dentária deve-se principalmente à desmineralização que é causada por ácidos produzidos por bactérias, particularmente Streptococci Mutans e possivelmente lactobacilos que fermentam os hidratos de carbono dietéticos. A cárie resulta da interacção de três factores principais ao longo do tempo; hidratos de carbono dietéticos, bactérias cariogénicas dentro da placa dentária e superfícies dentárias duras susceptíveis. [3] A utilização de pastas de dentes fluoretadas[4], outros fluoretos aplicados topicamente[5], água municipal fluoretada [6] e selantes de fossa e fissuras[7,8] juntamente com a dieta alimentar continuam a ser os pilares da gestão da cárie. Não há dúvida de que o flúor é um agente de sucesso utilizado para combater a cárie dentária, mas tem alguma desvantagem. De acordo com o inquérito realizado pelo National Institute of Dental Research nos EUA (mais de 39.000 crianças de 84 comunidades) mostrou pouca diferença nas cáries dentárias entre crianças de comunidades fluoretadas e não fluoretadas. [9] Grandes inquéritos de três estados australianos encontraram ainda menos benefícios, com reduções das cáries variando de 0 a 0,3 de uma superfície dentária permanente. [10]

Um estudo financiado pelos Institutos Nacionais de Saúde dos Estados Unidos

(NIH), no valor de vários milhões de dólares, não encontrou qualquer relação significativa entre a cárie dentária e a ingestão de flúor. [11] Apesar de algumas alegações em contrário, a fluorização da água não pode evitar as crises de saúde oral que resultam da pobreza desenfreada, nutrição inadequada e falta de acesso aos cuidados dentários. Tem havido numerosos relatos de crises dentárias graves em bairros de baixos rendimentos de cidades dos EUA que têm sido fluoridados há mais de 20 anos (por exemplo, Boston, Cincinnati, Nova Iorque, e Pittsburgh). Além disso, a investigação tem repetidamente considerado a fluoridação ineficaz na prevenção do mais grave problema de saúde oral que as crianças pobres enfrentam, nomeadamente "cárie dentária do biberão", também conhecida por cárie infantil. [12,13] Onde a fluoridação foi interrompida em comunidades do Canadá, antiga Alemanha de Leste, Cuba e Finlândia, as cáries dentárias não aumentaram, mas continuaram geralmente a diminuir. [14, 15, 16, 17]

A investigação moderna mostra que as taxas de decaimento estavam a diminuir antes da introdução da fluoridação na Austrália e Nova Zelândia e continuaram a diminuir mesmo depois de os seus benefícios terem sido maximizados. [18,19]

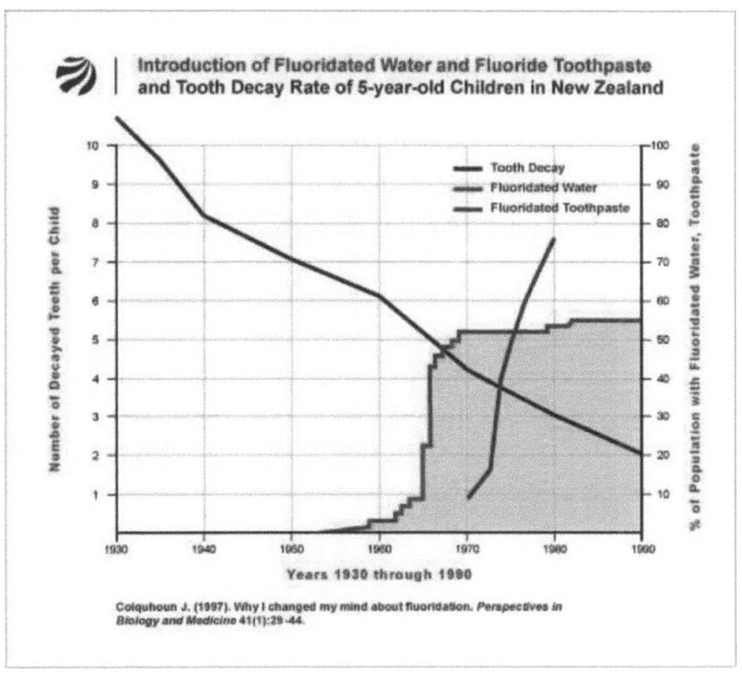

Além disso, o flúor ingerido só pode causar fluorose dentária durante o período anterior à erupção dos dentes permanentes (6-8 anos), outros tecidos são potencialmente susceptíveis a danos ao longo da vida. Por exemplo, em áreas de níveis naturalmente elevados de flúor o primeiro indicador de danos é a fluorose dentária em crianças. Nas mesmas comunidades, muitas pessoas mais velhas desenvolvem fluorose esquelética. De acordo com o Conselho Nacional de Investigação (2006), "é evidente que os fluoretos têm a capacidade de interferir com as funções do cérebro". O flúor pode também afectar a glândula pineal20 e a função da tiróide. [21] O flúor pode também levar a sintomas artríticos [22], danifica o osso23, pode aumentar a fractura da anca nos idosos. [24] As pessoas com funções renais prejudicadas são altamente vulneráveis aos danos ósseos.

[25] O flúor pode causar cancro ósseo principalmente osteosarcoma [26] e pode causar problemas reprodutivos. [27]

Alguns indivíduos são altamente sensíveis a baixos níveis de flúor. Além disso, a dose segura tolerada de fluoreto é de 8-16 mg/kg de peso corporal e a dose certamente letal é de 32-64 mg/kg de peso corporal. Quando esta dose letal é ingerida, pode conduzir a resultados perigosos e é muito comum em crianças.

Como existem riscos associados à utilização de flúor na prevenção da cárie dentária e muitas controvérsias associadas à sua utilização, temos de procurar outras alternativas e vias mais amplas na prevenção da cárie dentária.

Um programa de saúde dentária devidamente concebido, aconselhamento dietético, medidas de higiene oral como dentifrícios, diferentes técnicas de escovagem também são úteis na gestão da cárie.

PORQUÊ SEGUIR ESTRATÉGIAS SEM FLÚOR?

- O flúor é altamente eficaz em cáries de superfície lisa, mas o seu efeito é limitado em cáries de fossa e fissuras. [28,29,30]
- Não é possível seguir uma estratégia com elevado teor de fluoreto para evitar o potencial de efeitos adversos (por exemplo, fluorose) devido a uma sobre-exposição ao fluoreto. [28]
- A oxicidade do flúor aumenta com uma nutrição inadequada. [29]
- Embora o flúor tenha tido um efeito profundo no nível de prevalência da cárie, está longe de ser uma cura completa. [29]
- O lobby anti-fluoreto que está a aumentar a pressão coloca certas limitações

legais ao uso de fluoretos. [29,30]

- Alguns países não têm produtos fluoretados.

Objectivos da prevenção

a) Reduzir o número de bactérias cariogénicas

b) Detecção precoce de lesão incipiente

c) Limitação da actividade de cárie

d) Identificação de doentes de alto risco

e) Começar com uma avaliação da resistência global do doente à infecção por bactérias cariogénicas (Avaliação de risco)[31]

CONCEITOS DE PREVENÇÃO

A parte mais importante no tratamento da cárie dentária é a prevenção, porque reconhece que a cárie é um processo crónico com episódios de actividade e inactividade. Com o reconhecimento precoce do processo da doença antes da cavitação e da intervenção, o processo da doença pára e até inverte.

O objectivo da prevenção é

- para promover a saúde

- para preservar a saúde

- para restaurar a saúde quando esta é prejudicada

- para minimizar o sofrimento e a angústia

Algumas das mudanças importantes ocorridas nos últimos anos que influenciaram a prevenção da cárie são as seguintes:

- Mudanças no nível de doença entre diferentes populações

7

- Aumento da compreensão do processo de patogénese da cárie

- Desenvolvimento de material e técnica operativa

- Mudanças no comportamento e pedidos dos pacientes

NÍVEIS DE PREVENÇÃO

1. Prevenção primária

2. Prevenção secundária

3. Prevenção terciária

1. Prevenção primária

É definido como "acção tomada antes do aparecimento da doença que elimina a possibilidade de uma doença vir a ocorrer". A prevenção primária é mais do que a prevenção da doença e inclui o conceito de "saúde positiva". O conceito positivo é o que encoraja a obtenção e manutenção de um "nível de saúde aceitável que permita a cada indivíduo levar uma vida social e economicamente produtiva". A prevenção primária é uma "holística" que é concebida de forma a ajudar na promoção da saúde ou a proteger contra agentes de doenças e perigos específicos no ambiente. As vantagens da prevenção primária são: baixo custo, seguro e individual não é exposto à dor e ao sofrimento.

A OMS recomendou abordagens para a prevenção primária:

Primordial prevention

Population (mass) strategy

High-risk strategy

Prevenção primordial

Estratégia demográfica (massa)

Estratégia de alto risco

- Prevenção primordial

É a prevenção do aparecimento ou desenvolvimento de factores de risco em países ou grupos populacionais em que ainda não apareceram. A principal intervenção é a educação individual e de massas.

- Estratégia demográfica (massa)

É dirigido a toda a população, independentemente dos níveis de risco individuais, de modo a poder provocar mudanças de comportamento e de estilo de vida.

- Estratégia de alto risco

O principal objectivo desta estratégia é trazer cuidados preventivos aos indivíduos que se encontram em risco especial.

Estas três abordagens recomendadas pela OMS são complementares e implementadas sempre em conjunto, o que terá um impacto sobre a população.

Intervenção

É qualquer tentativa de intervir ou interromper a sequência habitual no desenvolvimento da doença nos seres humanos. Existem modos de intervenção na prevenção primária como os seguintes.

a) Promoção da saúde

"É o processo de permitir às pessoas aumentar o controlo sobre e melhorar a saúde". A promoção da saúde não é, de facto, dirigida a nenhuma doença em particular, mas destina-se a fortalecer o hospedeiro através de uma variedade de intervenções como

- Educação para a saúde

- Modificações ambientais

- Intervenções nutricionais

- Mudanças de estilo de vida e de comportamento

b) Protecção específica

É o fornecimento de condições para o funcionamento mental e físico normal do ser humano no grupo e individualmente. A protecção específica inclui a promoção da saúde, a prevenção de doenças e a medicina curativa e restaurativa em todos os seus aspectos.

2. Prevenção secundária

A prevenção secundária é uma acção que interrompe o progresso de uma doença na sua fase incipiente e previne complicações. As intervenções específicas são o diagnóstico precoce e o tratamento adequado. Quanto mais cedo a doença for diagnosticada e tratada, melhor do ponto de vista do prognóstico e da prevenção de outras complicações. Está incluída na prevenção porque este tipo de intervenção interceptará a doença e impedirá o seu progresso futuro. Uma vez que o processo da doença já começou, o diagnóstico e tratamento precoces não podem ser considerados como prevenção.

3. Prevenção terciária

É a intervenção na fase de patogénese tardia. É definida como "todas as medidas disponíveis para reduzir ou limitar as deficiências e incapacidades, minimizar o sofrimento causado pelos desvios existentes da boa saúde e promover a adaptação do doente a condições irremediáveis". O tratamento mesmo na fase tardia da doença pode prevenir sequelas e limitar a incapacidade.

Inclui a intervenção da seguinte forma:

- **Limitação da deficiência**

O objectivo da limitação da deficiência é prevenir ou parar a transição do processo da doença da deficiência para a deficiência. A deficiência é definida como qualquer perda ou anormalidade da estrutura ou função psicológica, fisiológica ou anatómica. Deficiência é qualquer restrição ou falta de capacidade para realizar uma actividade da forma ou dentro do intervalo considerado normal para um ser humano.

- **Reabilitação**

É a utilização combinada e coordenada de medidas médicas, profissionais, sociais e educativas para a formação e restrição do indivíduo ao mais alto nível de capacidade funcional possível. Reduz o impacto da condição incapacitante e ajuda a pessoa a participar activamente e a juntar-se ao fluxo principal. [32]

níveis de preve	Prevenção primária		Secundário prevenção	Prevenção terciária	
Serviços preventivos	Promoção da saúde	Protecção específica	Diagnóstico precoce e tratamento imediato	Limitação da deficiência	Reabilitação
Serviços prestados pelo indivíduo	Planeamento alimentar, procura de serviços de prevenção, visita periódica ao consultório dentário	Utilização adequada de flúor, ingestão de água fluoretada, utilização de dentifrícios fluoretados	Auto-exame e encaminhamento, utilização de serviços dentários	Utilização de serviços dentários	Utilização de serviços dentários
Serviços prestados pela comunidade	Programas de educação em saúde dentária, promoção dos esforços de lobby	Com, ou fluorização de água escolar, programa de lavagem da boca com flúor escolar, programa de comprimidos de flúor escolar, programa de	Rastreio e encaminhamento periódico, prestação de serviços dentários	prestação de serviços dentários	prestação de serviços dentários
Serviços prestados pela profissão de dentista	Educação do paciente, programa de controlo de placas, aconselhamento dietético, recolha, reforço, testes de actividade de cárie	Aplicação tópica de flúor, suplementos /preparação de enxaguamento, selantes de fossa e fissuras	Exame completo, tratamento rápido de lesões incipientes, restauração preventiva de resina, revestimento de polpa	Odontologia restauradora complexa	Removível e fixo prosthodontic menor movimento dentário, implantes

AGENTES NÃO FLUORETADOS

Agentes não fluoretados como arginina, probióticos, novamina, dentifrícios, clorofila, extractos vegetais, própolis, xilitol, pasta anti-enzima, anti microbianos, clorohexidina, CPP-ACP, etc. podem servir como terapêutica adjuvante para prevenir, deter ou mesmo inverter a cárie dentária. Estes são os recentes avanços na prevenção da cárie.

ARGININA

Arginina, um aminoácido comum encontrado na saliva é decomposto por uma placa bacteriana oral em álcali neutralizante ácido. Alguns dos organismos menos ácidos, incluindo Streptococcus sanguinis e Streptococcus gordonii associados à saúde dentária, obtêm protecção contra a acidificação da placa através da hidrolisação da ureia ou arginina ao amoníaco, quer pela expressão de uma enzima urease ou pelo sistema de deiminase de arginina (ADS), respectivamente. [33,34,35] A produção de amoníaco por bactérias orais pode influenciar positivamente o equilíbrio entre remineralização e desmineralização dos dentes e pode ajudar a prevenir o aparecimento da microflora cariogénica. A ureia e a arginina podem ser rapidamente metabolizadas por bactérias orais para provocar um aumento do pH ambiental. O pH é um factor ambiental fundamental que afecta a fisiologia, ecologia e patogenicidade dos biofilmes orais que colonizam os tecidos duros da boca humana. Muita atenção tem sido centrada na produção de ácidos orgânicos através do metabolismo dos hidratos de carbono por bactérias orais patogénicas. Agora, estão a surgir provas de que a geração de álcalis, particularmente através da produção de amoníaco a partir da arginina e ureia, desempenha um papel importante na homeostase do pH nos biofilmes orais e pode moderar a iniciação e progressão da cárie dentária. Nos biofilmes orais, a arginina é principalmente metabolizada pelo sistema de deiminase da arginina

(ADS) de bactérias orais, que produzem citrulina, ornitina, CO_2, ATP, e amoníaco. [36] A arginina administrada por via intravenosa estimula a secreção da hormona de crescimento, e por esta razão é utilizada em testes de estimulação da hormona de crescimento. [37,38] Foi também revelada uma forte correlação entre níveis elevados de arginina livre na saliva e a resistência à cárie. [39] A incorporação de 2% de arginina na pasta de dentes de NaF aumentou significativamente a remineralização da lesão semelhante à cárie do esmalte quando comparada com a pasta de dentes de NaF; enquanto 4% e 8% de arginina na pasta de dentes de NaF foram ineficazes na melhoria da remineralização do esmalte. [129] A arginina pode aumentar o benefício ecológico do flúor ao enriquecer o *S. sanguinis* alcalinizante no biofilme multiespecífico. Uma combinação adequada de flúor/arginina poderia também evitar o crescimento excessivo do patogéneo periodontal *P. gingivalis*, representando assim uma abordagem ecológica promissora à gestão de cáries. [130]

ESTRUTURA QUÍMICA DA ARGININA

EXTRACTOS DE PLANTAS

Existe uma necessidade global de opções alternativas de prevenção e tratamento e produtos para doenças orais que sejam seguros, eficazes e económicos. Uma dessas estratégias seria verificar a enorme utilização de plantas medicinais. Existem vários fitoquímicos, incluindo agentes antibacterianos que foram derivados de plantas comestíveis e têm propriedades antibacterianas contra microrganismos que causam cárie dentária. São azadirachta indica (neem), ocimum sanctum (tulsi), prunus mume, camellia sinensi (chá verde e preto), humulus lupulus (planta de lúpulo), casca de cacau (ácido oleico, ácido linoleico, epicatecinmpolímero), arando (proantocianidinas, ácidos fenólicos, flavonóis) e apigenina e tt farnesol. O produto vegetal ou produtos naturais mostram um papel importante na prevenção e tratamento de doenças através do aumento da actividade antioxidante, inibição do crescimento bacteriano e modulação das vias genéticas. O papel terapêutico do número de plantas na gestão de doenças ainda está a ser investigado com entusiasmo devido ao seu menor efeito secundário e às suas propriedades acessíveis. Tem sido aceite que os medicamentos baseados na alopatia são caros e também exibem efeitos tóxicos nos tecidos normais e em várias actividades biológicas. É um facto amplamente aceite que numerosos medicamentos farmacologicamente activos são derivados de recursos naturais, incluindo plantas medicinais. [40,41] Vários documentos religiosos como a Bíblia e o Alcorão também apoiaram o papel das ervas nos cuidados de saúde e na prevenção.

AZADIRACHTA INDICA (NEEM)

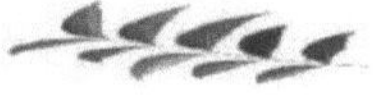

Os efeitos inibidores dos extractos aquosos derivados dos paus contendo casca (bastão Neem) de Azadirachta indica sobre a agregação bacteriana, crescimento, adesão à hidroxiapatite e produção de glucano insolúvel, que podem afectar a formação de placa in vitro. Foram examinados extractos de bastão de Neem para inibição mínima do crescimento bacteriano (MIC) contra um painel de estreptococos através de um ensaio de diluição do caldo. A fixação bacteriana inicial foi quantificada através da medição da adesão do Streptococcus sanguis marcado com 3H à hidroxiapatita sintética salivada. O efeito do extracto do bastão Neem na síntese insolúvel de glucano foi medido pela absorção de glicose marcada com rádio a partir da sacarose 14C. Foi também examinada a actividade agregadora dos extractos da vara do Neem sobre um painel de estreptococos. O pré-tratamento de S. sanguis com o extracto do bastão Neem resultou numa inibição significativa da adesão bacteriana à hidroxiapatite salivada. Este estudo sugere que o extracto de bastão Neem pode reduzir a capacidade de alguns estreptococos de colonizar as superfícies dentárias. [42] O Neem é uma das árvores tropicais mais pesquisadas, com quase todas as suas partes a serem colocadas para uma variedade de utilizações. Num dos estudos, o efeito antibacteriano do Neem colutório contra os níveis salivares de estreptococos mutans e lactobacillus foi testado durante um período de 2 meses. Também foi avaliado o seu efeito na inversão de lesões cariosas incipientes. Enquanto o estreptococo mutans foi inibido por lavagens bucais

Neem, com ou sem álcool, bem como com clorexidina, o crescimento do lactobacillus foi inibido apenas pela clorexidina. [43]

OCIMUM SANCTUM (TULSI)

Ocimum sanctum (Tulsi) é uma planta de origem indiana que é uma erva medicinal de primeira qualidade testada. A propriedade antimicrobiana do tulsi foi testada contra uma variedade de **microrganismos** como o *Staphylococus aureus, Klebsiella, Candida albicans, E. coli* e *proteus sp* e o potencial antimicrobiano máximo é atingido ao nível de 4% de concentração. O extracto etanólico de Tulsi foi preparado pelo método de extracção a frio. O extracto foi então diluído com um solvente inerte, dimetiformida, para obter 15 concentrações diferentes (0,5%, 1%, 1,5%, 2%, 2,5%, 3%, 3,5%, 4%, 4,5%, 5%, 6%, 7% 8%, 9%, 10%) do extracto. 0,2% de clorexidina foi utilizado como controlo positivo e a dimetiformida foi utilizada como controlo negativo. O extracto, juntamente com os controlos, foi então sujeito a investigação microbiológica para determinar qual a concentração entre as 15 diferentes concentrações do extracto deu uma zona de inibição mais ampla contra Streptococcus mutans. À concentração de 4% de extracto de Tulsi, foi obtida uma zona de inibição de 22 mm. O extracto de tulsi é utilizado para tratar uma variedade de doenças que incluem diabetes mellitus, artrite, bronquite e doenças de pele. [44]

PRUNUS MUME

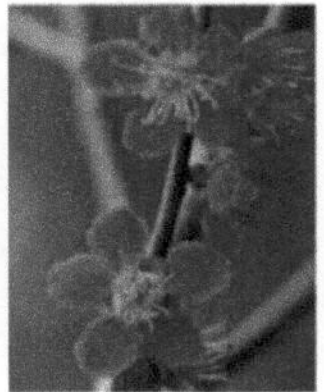

Prunus mume é um fruto comum na Ásia (China) e é considerado como
potencial candidato para desenvolver um agente antimicrobiano oral para
controlar ou prevenir doenças dentárias associadas a bactérias
patogénicas orais como streptococcus mutans, S.Sobrinus,S.Mitis,AA etc.
Foi incluído no estudo um total de 15 agentes patogénicos orais incluindo
Streptococcus mutans, S. sobrinus, S. mitis, S. sanguinis, Lactobacillus
acidophilus, P. gingivalis, Aggregatibacter actinomycetemcomitans, e
espécies de Candida. Inicialmente, foi realizado um ensaio de difusão em
ágar para rastrear as actividades antimicrobianas do extracto de Prunus
mume. [45]

CAMÉLIA SINENSI (CHÁ VERDE E PRETO)

Vários componentes em chá verde e preto (folhas de Camellia sinensis,
[Theaceae]) nomeadamente catequinas simples, têm actividade
anticariogénica. O extracto destas folhas contém componentes
polifenólicos com actividade contra um largo espectro de micróbios. As
catequinas polifenólicas do chá verde, em particular (-)-epigalocatequina
galada (EGCg) e (-)-epicatequina galada (ECg), podem inibir o
crescimento de uma vasta gama de espécies bacterianas Gram-positivas e

Gram-negativas com potência moderada. Estão a surgir provas de que estas moléculas podem ser úteis no controlo de infecções orais comuns, tais como cárie dentária e doenças periodontais. Estas incluem: um efeito bactericida directo contra *S mutans* e *S sobrinus;* prevenção da aderência bacteriana aos dentes; inibição da glucosil transferase, limitando assim a biossíntese do glucan pegajoso; inibição das amilases humanas e bacterianas. O estudo conduzido por Ferrazzano et al. concluiu que o efeito anticariogénico contra estreptococos alfa hemolíticos por polifenóis do cacau, café e chá sugere uma possível aplicação destas bebidas na prevenção e patogénese da cárie dentária [46]. O chá assam com maior concentração de catecinas galloiladas pode ajudar na prevenção da cárie dentária em comparação com o chá verde cuja inibição é compensada pelas pectinas. [46]

HUMULUS LUPULUS 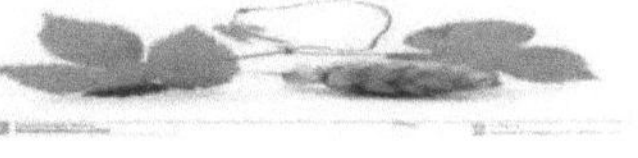 (PLANTA DE LÚPULO)

Foi descoberto que a planta de lúpulo contém polifenóis de bráctea de lúpulo (HBP) que tem o efeito inibidor sobre os estreptococos cariogénicos. Tinha sido investigado que todos os estreptococos testados inibem os estreptococos com concentração inibitória mínima a Ph 7,5 variando de 2 a 50 pg/ml. A acticidade antimicrobiana dos constituintes do lúpulo era superior a outros produtos vegetais como o timol, nerol, óleo de canela, óleo de cravo, mentol e eucaliptol. [47]

Ácido oleico, ácido linoleico, polímero de epicatequina (casca de feijão de cacau)

Estes agentes mostram actividade antimicrobiana contra as células planctónicas de mutantes

Streptococci. Tem um efeito inibidor sobre as substâncias insolúveis em água, glucano polímero síntese, aderência, produção de ácido por estreptococos mutantes. Também ajuda a reduzir a acumulação de placas e o desenvolvimento de cáries em ratos infectados com *S. mutans* ou S. Sobrinus. Foi demonstrado que a casca do cacau possui dois tipos de substâncias cariostáticas, uma com actividade anti-glucosiltransferase (GTF) e a outra com actividade antibacteriana. [48,49]

Proantocianidinas, ácidos fenólicos, flavonóis (Cranberry)

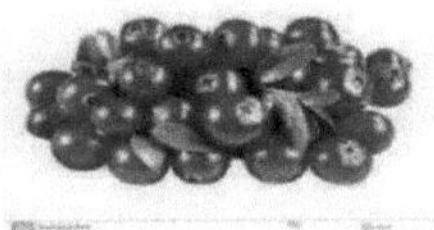

Estes agentes mostram actividade antimicrobiana contra células de biofilme de estreptococos de mutans. Causa perturbação das propriedades acidogénicas/acidúricas das células planctónicas e do biofilme de *S. mutans*. Tem efeitos inibidores sobre a actividade de Gtf e aderência por estreptococos de mutans e causa redução da formação de biofilmes de *S. mutans* e do conteúdo de EPS. Também se observa uma redução no desenvolvimento de cáries em ratos infectados com S. mutans. O Streptococcus mutans é um contribuinte chave para a formação da matriz extracelular de polissacarídeos (EPS) nos biofilmes dentários. Os exopolissacáridos, que são maioritariamente glucanos sintetizados por estreptococos glucosiltransferases (Gtfs), fornecem sítios de ligação que promovem a acumulação de microrganismos na superfície dentária e o estabelecimento de biofilmes patogénicos. Nem a matriz EPS nem as microcolónias foram formadas na presença de glucose no biofilme multiespecífico. [50,51,52]

Apigenina e tt Farnesol

Apigenina e tt Farnesol são dois agentes naturais que afectam o desenvolvimento de biofilmes cariogénicos. A apigenina inibe a actividade das glucosiltransferases em solução e na superfície das esferas de hidroxiapatite revestidas de saliva e era desprovido de actividade antibacteriana. tt-Farnesol mostrou uma actividade antibacteriana modesta contra os biofilmes e os seus efeitos sobre as glucosiltransferases foram mínimos. [53]

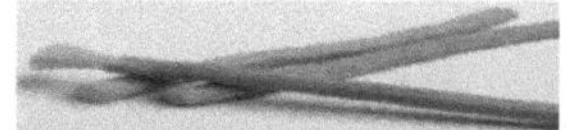

GALHOS DE SALVADORA PERSICA

Os mastigadores Meswak tinham sido testados e examinados, o que mostra fortes efeitos antibacterianos contra todas as bactérias testadas. Quando as varas estão incrustadas em ágar ou suspensas acima da placa de ágar tiveram um efeito antibacteriano muito forte contra os microrganismos. Os resultados sugerem que o desvitalização pode ter um efeito inibidor selectivo sobre o nível de certas bactérias na saliva; particularmente várias espécies de estreptococos orais. [54] O estudo concluiu que houve uma redução acentuada de estreptococos mutans e que este tem um efeito antimicrobiano imediato. [55]

PROPOLIS

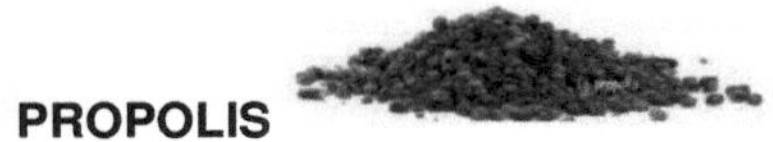

Própolis é um produto natural de colmeia que mostra uma actividade antibacteriana significativa contra S. Mutans ou S. Sobrinus invitro quando o extracto de própolis é utilizado como colutório. [56] O efeito cariostático do própolis é altamente variável, dependendo da sua composição química e origem geográfica. Existem muitos outros relatórios na literatura sobre as actividades antimicrobianas que vários extractos de plantas podem ter contra bactérias cariogénicas, embora a maioria destes estudos forneçam informação limitada ou incompleta devido à falta de caracterização química dos extractos. Contudo, há poucas excepções; Li et al identificaram gallotanninas de Melaphis chinensis e triterpenos (ácido ceanotécnico e ácido ceanotétrico) de *Ceanothus americanus* como agentes antimicrobianos que abrigam actividade contra estreptococos mutantes. [57] Além disso, foi demonstrado que um extracto quimicamente caracterizado de *Galla chinensis* (contendo ácido gálico e galato de metilo) impede o crescimento de *S. mutans* e outros organismos relacionados com a cárie, incluindo *Lactobacillus rhamnosus* e *Actinomyces naeslundii*, dentro dos biofilmes. [58]

XYLITOL

alternativa doce, Xylitol, foi descoberta em 1891 pelo químico alemão Emil Fischer. Os benefícios dentários foram descobertos na Finlândia em 1970 utilizando modelos animais e a primeira pastilha elástica foi desenvolvida com o objectivo de reduzir as cáries e melhorar a saúde oral. Não sendo fermentada por bactérias da placa cariogénica, não diminui o pH da placa, o que resulta na redução da acumulação de placa. O Xilitol altera as vias metabólicas de S. Mutans e deprime particularmente a proporção de S. Mutans. Foi relatado que o Xilitol, um pentitol adocicado, causa uma redução de cerca de 80% no aumento de cáries quando mastigado numa pastilha elástica. [59,60] O xilitol também ajuda na redução da acidogenicidade das bactérias[61] Além disso, verificou-se que o xilitol tem a capacidade de inibir a dissolução do esmalte in vitro. [62] Em estudos clínicos, as pastilhas elásticas de xilitol têm, em geral, sido relatadas como inibidoras do desenvolvimento de cáries. [63] Nas crianças que relatam experiências de cárie, o consumo de xilitol contendo pastilhas ou doces duros reduz a incidência de cáries coronais. Os resultados sugerem que não só as pastilhas elásticas de xilitol mas também os doces de xilitol são eficazes na prevenção da cárie, e que um sistema de entrega baseado na escola parece oferecer uma forma prática de distribuir e controlar a utilização dos produtos de xilitol. [64] O xilitol parece ter um forte efeito preventivo e remineralizante claro sobre a cárie. [65,66] Para crianças com menos de dois anos, além do estudo que avaliou os comprimidos de xilitol, o xilitol contendo xarope entre as crianças das Ilhas Marshall e relatou uma diferença estatisticamente significativa a favor do xarope de xilitol. O xarope oral de xilitol administrado topicamente 2 ou 3 vezes por dia a uma dose total diária de 8 g foi eficaz na prevenção de cáries na primeira infância. [67]

PROBIÓTICA

Os probióticos são definidos como microrganismos vivos, principalmente bactérias, que são seguros para consumo humano e, quando ingeridos em quantidades suficientes, têm efeitos benéficos para a saúde humana, para além da nutrição básica. [68] A primeira espécie probiótica a ser introduzida na investigação foi *Lactobacillus acidophilus* por Hull et al. em 1984; seguida de *Bifidobacterium bifidum* por Caglar et al. [69] Os probióticos podem criar um biofilme na cavidade oral que actua como um revestimento protector dos tecidos orais contra doenças orais e mantém os agentes patogénicos afastados dos tecidos orais. Em crianças do jardim de infância em Helsínquia, foram administrados lactobacilos probióticos no leite, o que resulta na redução do desenvolvimento inicial da cárie. Recentemente foi demonstrado que o queijo probiótico reduziu a prevalência de candida oral. [70] O queijo pode ser o veículo ideal para a administração de probióticos a humanos. O queijo melhora a remineralização e previne a desmineralização do esmalte. [71] A sucção de um dispositivo médico contendo a pastilha probiótica com L. reuteri uma vez por dia durante 10 dias reduziu os níveis de mutans salivares. Os níveis de S. mutans salivares no grupo de teste probiótico foram significativamente reduzidos. [72]

Possible mechanism of action of probiotics in oral cavity.

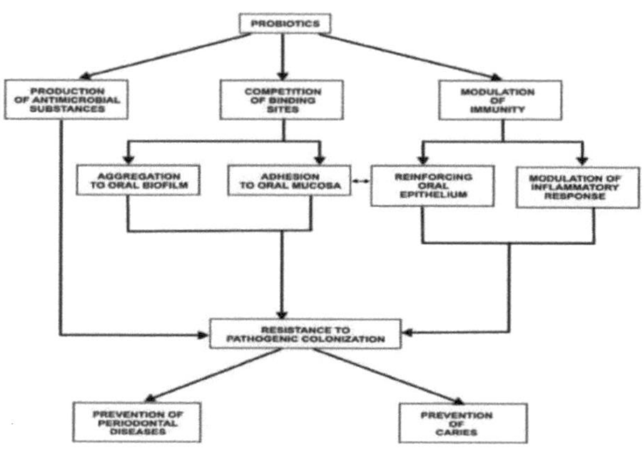

TERAPIA DE SUBSTITUIÇÃO

Para além dos probióticos, surgiu outra medida que reduz competitivamente a composição patogénica na flora oral com os avanços na engenharia genética e na tecnologia de recombinação de ADN. Este método é a chamada terapia de substituição. A terapia de substituição envolve a utilização de uma estirpe inofensiva de efeito ou estirpe que é permanentemente colonizada na microflora do hospedeiro. Esta estirpe efetora é concebida para evitar a colonização ou o crescimento de um determinado agente patogénico. Para prevenir uma infecção usando uma terapia de substituição (recentemente referida como terapia probiótica), uma estirpe efetora natural ou geneticamente modificada é usada para colonizar intencionalmente os locais em tecidos susceptíveis do hospedeiro que são normalmente colonizados por um agente patogénico. Se a estirpe efetora estiver melhor adaptada do que o agente patogénico, a colonização ou o crescimento do agente patogénico será evitado através do bloqueio dos locais de ligação, através da competição por nutrientes essenciais ou através de outros mecanismos. Enquanto a estirpe efetora persistir como residente da flora indígena, o hospedeiro é protegido potencialmente por um período de tempo ilimitado. A estirpe *S. mutans* BCS3- L1 é uma estirpe efectora geneticamente modificada concebida para utilização em terapia de substituição para prevenir a cárie dentária. Para ser uma estirpe efectora eficaz, BCS3 L1 deve satisfazer quatro pré-requisitos: deve ter um potencial patogénico significativamente reduzido para promover a cárie. Deve colonizar persistentemente os locais de *S. mutans*, evitando assim a colonização por estirpes causadoras de doenças sempre que o hospedeiro entre em contacto com elas. Deve deslocar agressivamente as estirpes indígenas de *S. mutans* e permitir que indivíduos previamente infectados sejam tratados com terapia de substituição. Deve ser seguro e não deve tornar o hospedeiro susceptível a outras condições da doença. Do ponto de vista da terapia de substituição para a prevenção da cárie, a implantação de uma estirpe effector seria melhor alcançada em crianças imediatamente após a erupção dentária e antes da aquisição de uma estirpe indutora de cárie. Um aspecto final da segurança da terapia de substituição é a exigência de propagação controlada da estirpe efetora dentro da população. O up-production de Mutacin 1140 proporciona claramente uma vantagem selectiva à colonização BCS3-L1. No entanto, a dose infecciosa mínima não foi determinada para esta estirpe ou qualquer estirpe de S. mutans nos humanos.

NOVAMIN

A tecnologia Novamin powered inclui Oravive, um produto da Natural Health Organics, que é um dentifrício não fluoretado e não prescrito contendo 5% de Novamin. Os óculos bioactivos foram testados sob diferentes situações clínicas, como tendo uma Particulado. O vidro bioactivo é um material bioactivo utilizado na reparação de defeitos periodontais. Este material sofre uma série de reacções de superfície num ambiente aquoso que levam à osseo-integração. Assim, a Bioglass particulada exerce um efeito antibacteriano sobre certas bactérias orais, possivelmente em virtude da natureza alcalina das suas reacções superficiais. Isto pode reduzir a colonização bacteriana da sua superfície in vivo. [73] A microscopia de varrimento a laser Confocal (CLSM), é capaz de distinguir entre esmalte sonoro e esmalte desmineralizado utilizando um corante fluorescente. [74]

DENTIFICADORES

As pastas de dentes são os valiosos adjuvantes da higiene oral, pois tornam a escovagem mais agradável e mais eficaz. Em várias ocasiões foram feitas muitas tentativas para adicionar agentes terapêuticos com o objectivo de interferir com a microflora oral, além de limitar a formação de placa bacteriana e ajudar os dentes a tornarem-se mais resistentes à cárie. Vários agentes coadjuvantes anti-caries foram testados e disponibilizados em formulações de pasta de dentes, com provas de eficácia. Um dos mais testados é o triclosan. As formulações contendo triclosan/copolímero demonstraram reduzir significativamente a inflamação gengival e a progressão da gengivite para periodontite, cálculo e halitose.

CHLOROPHYLL

A clorofila foi um dos primeiros agentes adicionados à pasta e ainda está presente em algumas pastas de dentes. [75]

PASTA DE DENTES AMONIADA

Esta contém geralmente ureia e desenvolveu-se numa tentativa de controlar a produção de ácido em placa. Foram também experimentadas pastas de dentes antibióticos contendo penicilina, triclosan ou antibiótico tópico, como a tyrothricin. Baseou-se no pressuposto de que se as bactérias acidogénicas forem destruídas, a cárie será controlada.

PASTA ENZIMÁTICA ANTI

Estas pastas de dentes foram introduzidas com base no facto de interferirem com os sistemas enzimáticos das bactérias e, portanto, com o seu crescimento e função. A sua eficácia ainda não foi avaliada por ensaios clínicos.

ANTIMICROBIALS

Normalmente, os agentes antimicrobianos visam tanto a placa supra-gengival, como, mais importante ainda, a acumulação de placas sub-gengivais. As decisões clínicas de ministrar agentes antimicrobianos existem num equilíbrio entre a entrega de quantidades relevantes e clinicamente mensuráveis, mas ao mesmo tempo não perturbando a ecologia natural da boca, que proporciona protecção contra agentes patogénicos oportunistas e o crescimento excessivo de micróbios exógenos. A boca é colonizada por uma colecção diversa mas característica de microrganismos, que conferem benefícios ao hospedeiro. Numerosas antiplaquetas (por exemplo, surfactantes, óleos essenciais) e agentes antimicrobianos (por exemplo, bisbiguanidas, iões metálicos, fenóis, compostos de amónio quaternário, etc.) foram formulados com sucesso em pastas de dentes e bochechos para controlar os biofilmes das placas. Em concentrações elevadas, estes agentes podem remover biofilmes e/ou matar bactérias associadas a doenças, enquanto mesmo a níveis sub-letais podem inibir a expressão de traços patogénicos. Os agentes antimicrobianos bem sucedidos são capazes de satisfazer os requisitos aparentemente contraditórios de manter o biofilme oral em níveis compatíveis com a saúde oral, mas sem perturbar as propriedades naturais e benéficas da microflora oral residente. [76]

CHLORHEXIDINE

A clorexidina é um antibiótico de largo espectro que mata bactérias Gram-positivas e Gram-negativas, bem como leveduras em altas concentrações. Em concentrações letais, a clorhexidina causa danos irreparáveis na membrana celular dos micróbios alvo e em concentrações subletais a clorhexidina pode interferir com o transporte de açúcar e produção ácida das estirpes de estreptococos cariogénicos, proporcionando um efeito bacteriostático. A clorhexidina é tipicamente utilizada devido à sua grande retenção dentro da superfície do esmalte revestida de placa e os estudos relatam que 30% da clorhexidina fornecida é retida na boca após a sua utilização. Em várias revisões, concluiu-se que a redução mais persistente dos estreptococos de mutans foi conseguida pelos vernizes de clorhexidina, seguidos pelos géis e, por último, pelos enxaguamentos bucais. [77] Triclosan é utilizado para aumentar a capacidade de ligação das lavagens bucais à mucosa oral e, assim, estar disponível por um longo período de tempo. Jenkins et al. compararam a magnitude e duração da redução da contagem bacteriana salivar produzida por um único enxaguamento de 0,2% de triclosan, 1% de sulfato de laurilo de sódio e 0,2% de lavagens bucais com clorexidina. Encontraram uma redução considerável na contagem bacteriana que permaneceu significativa durante três horas com triclosan e durante 7 horas com lauryl sulfato de sódio e clorhexidina. Os resultados indicam que o triclosan e o sulfato de sódio laurílico fornecem alguma persistência da actividade antimicrobiana na cavidade oral quando utilizados em doses relativamente elevadas em comparação com um veículo de pasta de dentes. [78] Houve um estudo em que se fez uma comparação entre a eficácia do fluoreto de sódio (0,05%), clorexidina (0,12%) e triclosan (0,3%) enxaguamentos bucais na redução da contagem de estreptococos de mutans na saliva. Os resultados do estudo confirmaram que os enxaguamentos bucais com clorhexidina são mais eficientes na redução da contagem de estreptococos de mutans na saliva, em comparação com outros enxaguamentos bucais. [79]

ÓLEOS ESSENCIAIS

Os óleos essenciais também têm sido extensivamente estudados para a actividade antimicrobiana contra bactérias relacionadas com a cárie. Os óleos essenciais derivados de plantas são tipicamente uma mistura complexa de aproximadamente 20-60 compostos que se encontram em solução a várias concentrações. Globalmente, o principal grupo químico é composto principalmente por terpenóides, seguidos por constituintes aromáticos e alifáticos. O timol e o eugenol inibem o crescimento de uma vasta gama de microrganismos orais, incluindo estreptococos mutantes. Foram examinados vários efeitos do timol, um agente antimicrobiano derivado de plantas, na Porphyromonas gingivalis, Selenomonas artemidis e Streptococcus sobrinus.

As correlações entre as concentrações de timol indutor de fugas e as concentrações inibitórias mínimas e as concentrações bactericidas mínimas sugerem que a perfuração da membrana é um modo de acção principal desta substância. O declínio induzido pelo timol no ATP intracelular em S. sobrinus parece ser inteiramente atribuível a fugas, enquanto em P. gingivalis o timol pode também inibir as vias geradoras de ATP. As alterações relativas no potencial transmembrana das células em repouso de S. sobrinus pulsadas com glucose são tão sensíveis ao timol como as fugas deste organismo. Os efeitos do timol no potencial transmembrana são provavelmente secundários aos decorrentes de fugas de substâncias intracelulares. [80]

PROTEÍNAS E CÁRIE DENTÁRIA

As cáries em roedores foram reduzidas significativamente através da adição de caseína a uma dieta de outro modo cariogénica. Uma vez que a caseína é uma fosfoproteína, é possível que o fosfato neste composto proteico possa ter exercido algum efeito anti-cariogénico. Vários estudos com animais mostram que os aminoácidos como a lisina e a glicina ajudam a prevenir as cáries. [81]

Caries promoting elements : Selenium, magnesium, Cadmium, Platinum, Lead, Silicon.

Elements that are mildly cariostatic : Molybdenum, Vanadium, Strontium, Calcium, Boron, Lithium, Gold.

Elements with doubtful effect on caries : Beryllium, Cobalt, Manganese, Tin, Zinc, Bromine, Iodine.

Caries inert elements : Barium, aluminium, nickel, iron, palladium, titanium.

Kum Sun Lee, Nam-Joong Kim, Eun-Hee Lee, Ju-Won Cho. Cariogenic Potential Index of Fruits according to Their Viscosity and Sugar Content. Int J Clin Prev Dent 2014;10(4):255-258

ELEMENTOS DE VIAGEM

Foram investigados diferentes elementos vestigiais: zinco, estanho, alumínio, cobre, ferro, estrôncio, bário, manganês e molibdénio, ouro, chumbo, etc. O alumínio, o cobre e o ferro têm os mais comummente utilizados como agentes cariostáticos, embora cada um teria provavelmente problemas organo-lepticos se utilizado em produtos de cuidados orais como sais simples. Além disso, a toxicidade de muitos metais como o alumínio, cobre, bário, molibdénio, restringiria a concentração a

Elementos de promoção de cáries : Selénio, magnésio, cádmio. Platina.

Chumbo, Silício.

Elementos que são ligeiramente cariostáticos : Molibdénio. Vanádio,

Strontium, Cálcio, Boro, Lítio, Ouro.

Elementos com efeito duvidoso sobre as cáries : Berílio, Cobalto, Manganês,

Estanho. Zinco, Bromo, Iodo.

Elementos inertes de cárie : Bário, alumínio, níquel, ferro, paládio, titânio.

CPP-ACP

Os desenvolvimentos recentes na área da remineralização incluem o fosfato amorfo de caseína - fosfato de cálcio amorfo (CPP-ACP). Produtos lácteos tais como leite, concentrados de leite e queijo são reconhecidos como não cariogénicos ou cariostáticos em vários estudos laboratoriais devido à presença de caseína de fosfoproteína de leite. Utilizando modelos de caries in situ de laboratório, animais e humanos, os investigadores têm demonstrado que os complexos de fosfato amorfo de caseína de cálcio amorfo (CPP-ACP) exibem uma actividade anticariogénica. Os fosfopéptidos de caseína (CPP) são produzidos a partir de uma digestão triéptica da caseína da proteína do leite por agregação com fosfato de cálcio e purificação por ultrafiltração. Os CPP têm uma notável capacidade de estabilizar o fosfato de cálcio em solução e aumentar substancialmente o nível de fosfato de cálcio na placa dentária. Através dos seus múltiplos resíduos fosfoserílicos, o CPP liga-se à formação de grupos de fosfato de cálcio amorfo (ACP) em solução metastável, impedindo o seu crescimento ao tamanho crítico necessário para a nucleação e precipitação. O mecanismo proposto de anticariogenicidade para o CPP-ACP é que localizam o ACP na placa dentária, que tampona as actividades livres de cálcio e fosfato Ion, ajudando assim a manter um estado de supersaturação no que diz respeito à desmineralização depressiva do esmalte dentário e melhorando a remineralização. O CPP-ACP, ao contrário do flúor, pode ser adicionado a alimentos contendo açúcar e, portanto, tem potencial comercial como aditivo aos alimentos, bem como a pastas dentífricas e a lavagens bucais para o controlo da cárie dentária. [83] Os fosfopéptidos de caseína (CPP) são derivados da caseína através da digestão triéptica. Em 1987, Reynolds descobriu que os CPPs foram incorporados na placa do aparelho intra-oral e foram associados a um aumento substancial do conteúdo da placa de cálcio e fosfato. A capacidade da fosfoproteína do leite bovino (caseína) de ser incorporada na placa, prevenir a desmineralização sub-superficial do esmalte e afectar a composição bacteriana foi determinada utilizando um modelo modificado de cárie intra-oral. A incorporação de caseína e a sua decomposição em placa não produziu uma alteração significativa na quantidade ou composição das bactérias da placa. A capacidade da caseína e dos péptidos triépticos para prevenir a desmineralização do esmalte estava relacionada com a sua incorporação na placa, aumentando assim a capacidade de fosfato de cálcio da placa e de tamponamento ácido pelo fosfoseril, histidil, glutamil, e resíduos de aspartílico e indirectamente através do catabolismo pelas bactérias da placa. [84] Todos os CPP contêm o motivo da sequência -Pse-Pse-Pse-Glu-Glu-, onde Pse é um resíduo fosfoserílico. Através destes resíduos fosfoserílicos múltiplos, os CPP têm uma marcada capacidade de estabilizar iões de fosfato de cálcio em solução e de formar um complexo amorfo de fosfato de cálcio (ACP), referido como CPP-ACP. A proteína do leite, CPP, estabiliza altas concentrações de iões de fosfato de cálcio em soluções ACP. O CPP- ACP é absorvido por biofilmes dentários e localiza-se na superfície do esmalte como nanopartículas. O cálcio, fosfato e flúor do CPP-ACP, que são libertados durante o desafio acidogénico, ajudam a manter o estado supersaturado destes iões no biofilme e assim promovem a remineralização sobre a desmineralização. [85] Vários ensaios clínicos aleatórios (RCT) demonstraram que o CPP-ACP adicionado às pastilhas elásticas sem açúcar, pasta de dentes ou creme dental aumentava a remineralização subsuperficial do esmalte. Estes resultados do RCT sugeriram tanto um efeito de remineralização a curto prazo do CPP-ACP como um efeito de prevenção da cárie para uso clínico a longo prazo do CPP-ACP. A goma sem açúcar CPP-ACP de 54 mg abrandou significativamente a progressão e melhorou a regressão de cáries aproximadas em relação a uma goma de controlo sem açúcar num ensaio clínico de 24 meses. [86] Um estudo recente demonstrou que o CPP podia ser detectado na superfície dentária 3 horas após mastigar pastilha sem açúcar contendo CPP-ACP. O CPP é um ingrediente activo derivado da cesina, parte da proteína encontrada no leite de vaca. Funciona com segurança; reforça os dentes fornecendo cálcio e fosfato numa forma solúvel única para remineralizar o esmalte. O recente não afectará as pessoas com intolerância à lactose. A resistência ácida das lesões de esmalte remineralização in situ por uma pastilha elástica sem açúcar contendo CPP-ACP é semelhante à pastilha elástica que não contém CPP-ACP. A goma sem açúcar contendo CPP-ACP é superior a uma goma equivalente sem CPP-ACP na remineralização das lesões de subsuperfície do esmalte in situ com um mineral mais resistente ao desafio ácido subsequente. [87] A incorporação de CPP-ACP na pastilha aumenta significativamente a remineralização das lesões subsuperficiais do esmalte com 18,8 e 56,4mg de CPP-ACP aumentando a remineralização em 78 e 176 por cento, respectivamente, em relação à pastilha de controlo sem açúcar. Este estudo demonstra que as pastilhas são um veículo adequado para a entrega de CPP-ACP para promover a remineralização do esmalte. [88]

MECANISMO DE ACÇÃO DO CPP-ACP

O fosfopéptido de caseína forma nanoclusters com fosfato de cálcio amorfo, fornecendo assim um reservatório de cálcio e fosfato que pode manter a super saturação da saliva. Uma vez que o CPP-ACP pode estabilizar o cálcio e o fosfato na solução, também pode ajudar no tamponamento do pH da placa e assim o nível de cálcio e fosfato na placa é aumentado. Assim, a concentração de cálcio e fosfato dentro da lesão subsuperficial é mantida elevada, o que resulta na remineralização . [89]

ENTREGA DE CPP-ACP

Mazzaoui et al. utilizaram CPP-ACP com flúor e demonstraram um potencial de remineralização sinérgica. [90] Pode ser entregue através de mousse dentária, pastilhas elásticas, e pastas de dentes. A entrega de CPP-ACP via pastilha elástica aumenta a estimulação salivar. O CPP-ACP também ajuda na redução da sensitvidade do dente quando está presente em pastas de dentes. [91]

VANTAGEM DO CPP-ACP SOBRE O FLÚOR

Foi proposto que o CPP-ACP (Tooth-Mousse) tem uma borda sobre a pasta de dentes fluoretada quando se trata de neutralizar ácidos na cavidade oral. [92] O CPP-ACP também pode bloquear os túbulos dentinários e, por sua vez, pode reduzir a sensibilidade. [93]

Agentes quimioprofilácticos

Os agentes quimioprofilácticos que são utilizados na prevenção da cárie dentária incluem antibióticos clássicos como a penicilina e a vancomicina. [94,95] Há agentes catiónicos que são úteis na prevenção da cárie, incluindo a clorohexidina e o cloreto de cetilpiridínio. Os agentes aniónicos incluem sulfato de sódio e dodecilo (SDS). Estes agentes são administrados através de lavagens bucais ou pastas de dentes, mas podem ser aplicados sob a forma de géis ou vernizes, o que resulta numa libertação lenta da droga e ajuda a um efeito inibitório prolongado. [96] Recentemente, foi desenvolvido um sistema de administração de fármacos micelares de ligação mineral, que pode ligar-se rapidamente à superfície do dente e libertar o fármaco encapsulado durante um período de tempo prolongado. Isto foi conseguido através da conjugação covalente das moléculas ligadoras dos dentes com as extremidades do copolímero plurónico usando a "química do clique". Esta abordagem não só aumentaria a solubilidade em água do medicamento antimicrobiano não iónico, como o triclosan, mas também aumentaria grandemente a retenção do medicamento na superfície do dente. [97] Os recentes avanços na prevenção da cárie utilizando extractos de plantas estão mais concentrados na procura de novos extractos activos. Mezine, et al. Revelaram uma composição derivada de componentes solúveis em água de material vegetal da família Labiatae. Esta composição é capaz de prevenir a acumulação da placa dentária através da inibição da actividade enzimática GTF, reduzir a inflamação associada à cárie na cavidade oral através da inibição da ciclo-oxigenase, e fornecer uma forte capacidade antioxidante. [98] Majeed, et al. revelaram uma composição de óleo essencial derivada de Coleus forskohlii mostrou uma acção inibitória significativa contra *S. mutans*, o que representa um novo óleo essencial natural para a prevenção e tratamento da cárie dentária. [99]

PEPTÍDEOS ANTIMICROBIANOS

Uma questão crítica associada ao uso da quimioterapia hoje em dia é o aumento progressivo e a proliferação de organismos resistentes aos antibióticos, o que reduz significativamente a eficácia dos antibióticos convencionais. [100] Recentemente, os peptídeos antimicrobianos (AMPs) têm vindo a ocupar um lugar de destaque como potenciais substitutos dos antibióticos, devido à sua robusta actividade mortal contra um largo espectro de espécies bacterianas, incluindo estirpes resistentes aos medicamentos. Os AMPs são moléculas geneticamente comuns de imunidade inata que foram descobertas em formas de vida singlecelulares e multicelulares. Estes peptídeos podem variar dramaticamente em sequência de peptídeos e modificação pós-tradicional (linear, circular, etc.), mas a maioria deles apresentam marcas físicas semelhantes, incluindo misturas anfípticas de estruturas a-helical e de folhas G e uma carga catiónica global. [101] O seu modo de acção envolve muitas vezes a ligação às moitas carregadas negativamente, por exemplo, lipopolissacarídeo (LPS), sobre a membrana microbiana. Uma vez ligados à superfície microbiana, prevê-se que os peptídeos levem à ruptura da membrana por inserção, mas podem também translocar-se para o micróbio e matar por mecanismos intracelulares. [102] Devido à sua atracção por moléculas estruturais carregadas negativamente na membrana bacteriana, o desenvolvimento de resistência a estes peptídeos é raro. [103] Parece que os AMPs representam um potencial agente terapêutico ideal contra a infecção microbiana, incluindo a cavidade oral. Um exemplo recente bem sucedido é o desenvolvimento de um peptídeo mimético baseado na estrutura da magainina. No seu estudo deste composto, meta-fenileno etinileno (mPE), verificou-se que é capaz de prevenir a formação de biofilme de *S. mutans* a concentrações nanomolares. [104] Uma vez que os AMPs estão amplamente distribuídos na natureza, procurar AMPs eficazes de outras fontes tais como plantas e animais pode ser uma boa ideia e pode reduzir grandemente o custo. Reynolds, et al. revelaram recentemente uma invenção de AMPs que podem ser derivadas da caseína de proteína do leite. Estes peptídeos podem ser utilizados em alimentos como conservantes antimicrobianos, em produtos de cuidado oral (por exemplo, pasta de dentes, elixir bucal ou fio dental) para o controlo da placa dentária e supressão de agentes patogénicos associados à cárie dentária. [105] Leung, et al. revelaram um novo AMP que é composto por apenas 10 aminoácidos. Em comparação com os AMPs tradicionais grandes e complexos, este peptídeo é mais estável, mais fácil de sintetizar a um custo mais baixo. [106]

Para além dos progressos acima mencionados, outra direcção importante para o desenvolvimento de AMP é a terapia antimicrobiana específica do alvo. Devido aos amplos espectros de actividade, a flora normal também pode ser perturbada pelas PMP, o que pode levar a infecções secundárias ou outras consequências clínicas negativas. Ao utilizar uma feromona produzida por *S. mutans*, nomeadamente, a competência estimuladora do peptídeo (CSP), como domínio alvo para mediar a entrega *específica* de *S. mutans* de um domínio AMP, o AMP foi potente contra *S. mutansgrown* em estado líquido ou biofilme mas não afectou outros estreptococos orais testados. [107] Li, et al. exploram uma abordagem alternativa para as bactérias alvo com base na produção de ácido. Dois 14 aminoácidos peptídeos longos, ricos em resíduos tanto de histidina como de fenilalanina, foram construídos com base na clavanina A natural que apresenta um aumento significativo na actividade antimicrobiana a pH baixo em comparação com condições neutras. Estes dois AMPs mostraram uma actividade antimicrobiana marcante dependente do pH, que se correlacionou bem com a distribuição de carga calculada. [108]

VACCINAS

Outra linha de defesa no corpo humano que pode ser utilizada contra a colonização de *S . mutans* é a produção específica de anticorpos a partir da imunidade adaptativa. A defesa imunitária na cárie dentária é mediada principalmente por anticorpos secretos IgA (sIgA) presentes na saliva e gerados pelo sistema imunitário da mucosa. [109] A imunização da mucosa com antigénios *S. mutans* em locais indutivos, incluindo tecido linfóide associado ao intestino (GALT) e tecido linfóide associado à nasofaringe (NALT), resulta na migração de células B produtoras de antigénios específicos de IgA para órgãos efetores, tais como as glândulas salivares. Segue-se a diferenciação e maturação destas células B e a secreção de IgA na lâmina própria, onde atravessa os canais de tecido efetor na saliva. [110]

Desidrato de fosfato dicálcico

Fosfato dicálcico desidratado, $CaHPO_4.2H_2O$; o nome quimicamente correcto é hidrogenofosfato de cálcio di-hidratado; o mineral brushite (90)) pode ser facilmente cristalizado a partir de soluções aquosas a pH <6,5. O DCPD é adicionado à pasta de dentes tanto para protecção da cárie (neste caso, é acoplado a compostos contendo F como NaF e/ou Na_2PO_3F) como como como um agente de polimento suave. [111] DCPD (escova) e fosfato octacálcico (OCP) têm sido relacionados como sendo precursores da formação de apatite.

Foram investigados os efeitos de várias adições de cálcio e fosfato a um substituto de saliva comercialmente disponível na remineralização da dentina desmineralizada, que descobriram que soluções modificadas de saliva natura ligeiramente supersaturada com respeito à DCPD e OCP são capazes de remineralizar a dentina. [112] A utilização de saliva artificial remineralizante (ou seja, saliva natura modificada) é uma abordagem promissora para pacientes dentinários que sofrem de hiposalivação na sua gestão tanto de cárie dentária como de hiposalivação. Muitos processos de mineralização biológica envolvem DCPD e OCP, especialmente em fluidos biológicos supersaturados, tais como soro e saliva. Também as taxas de dissolução de DCPD, OCP e cristais HAP são invariavelmente encontradas a diminuir mesmo em condições de sub-saturação. [113] A inclusão de DCPD num dentifrício aumenta os níveis de iões de cálcio livres no fluido de placa e estes permanecem elevados até 12 h após escovagem, quando comparados com os dentifrícios convencionais de sílica. [114]

Além disso, há uma maior incorporação de cálcio no esmalte de DCPD, também são detectados níveis aumentados na placa até às 18 h. [115]

Nano hidroxiapatita

A hidroxiapatita é o principal constituinte dos tecidos dentários representando em esmalte e dentina os 95 wt% e 75 wt% respectivamente. HAP, bem como em osso, é responsável pelo comportamento mecânico dos tecidos dentários. Os nanocristais pouco cristalinos de HA, além das excelentes propriedades biológicas do HA, tais como não toxicidade e falta de respostas inflamatórias e imunizantes, têm propriedades de bio-resorção em condições fisiológicas. Esta propriedade pode ser modificada através da modificação do seu grau de cristalinidade, o que é conseguido pela implementação de síntese inovadora com um controlo de cristais de tamanho nanométrico. [116,117] Ganhou ampla aceitação na medicina e na odontologia nos últimos anos. As pastas de dentes contendo n-HAp revelaram efeitos remineralizantes mais elevados em comparação com as pastas de dentes com flúor de amina com dentina bovina. [118] Os nanocristais carbonatados HAP sintetizados com características biomiméticas à medida para composição, estrutura, tamanho e morfologia podem ligar-se quimicamente nas superfícies dos tecidos duros dos dentes, preenchendo os riscos, produzindo um revestimento apatita biomimético ligado, protegendo a estrutura superficial do esmalte. [119] Uma concentração de 10% de nano-hidroxiapatite (nHA) é considerada óptima para remineralização de cáries precoces do esmalte. [120,121,122,123] Uma concentração elevada de Ca na solução remineralizante foi também observada após um único tratamento com o dentifrício de nHA. [124]

Material de vidro bioactivo

O vidro bioactivo é feito de mineral sintético contendo sódio, cálcio, fósforo e sílica (silicato de fosfato de sódio e cálcio), que são todos elementos naturalmente encontrados no corpo. [125] Os materiais do vidro bioactivo são utilizados na medicina e na odontologia há anos. Este material único tem inúmeras características inovadoras, incluindo a capacidade de actuar como mineralizador biomimético, correspondendo aos traços mineralizantes do próprio corpo, ao mesmo tempo que afecta os sinais celulares de uma forma que beneficia a restauração da estrutura e função dos tecidos. O vidro bioactivo é considerado um avanço revolucionário na tecnologia de remineralização. [126]

Mecanismo de acção

Quando em contacto com saliva ou água, primeiro liberta iões de sódio. Isto eleva o pH à gama essencial para a formação de HAP (7,5-8,5). O cálcio e o fosfato são libertados para complementar os níveis normais encontrados na saliva. Este aumento da concentração iónica, combinado com um aumento do pH, faz com que os iões se precipitem na superfície dentária e formem apatite de hidroxil-carbonato de cálcio (HCA) para remineralizar o defeito e ocluir os túbulos abertos. O padrão para a formulação de vidro bioactivo é comummente conhecido como 45S5, que tem sido usado extensivamente em estudos de investigação. Contém 45 wt% $SiO2$, 24,5 wt% Na_2O e Ca, O e 6 wt% P_2O5.[127] Estas partículas têm demonstrado libertar iões e transformar-se em HCA durante até 2 semanas. Em última análise, estas partículas transformar-se-ão completamente em HCA. [128]

ACONSELHAMENTO DIETÉTICO

A dieta é definida como os tipos e quantidades de alimentos consumidos diariamente pelo indivíduo (IDE 1994). A dieta desempenha um papel muito importante na prevenção da cárie dentária. A cárie pode ser controlada por métodos nutricionais que incluem;

> Restrição da ingestão de hidratos de carbono refinados (remover o valor nutricional dos alimentos, incluindo vitaminas do complexo B, óleos saudáveis e vitaminas lipossolúveis)
> Evitar o açúcar entre as refeições
> Dieta de fosfato (causar calcificação)

ACONSELHAMENTO E ORIENTAÇÃO

* Orientação e aconselhamento são conceitos gémeos e surgiram como elementos essenciais de cada actividade educativa.
* Orientação e aconselhamento não são termo sinónimo. Aconselhamento faz parte da orientação.
* Orientação, em contexto educativo, significa indicar, apontar, mostrar o caminho, conduzir & dirigir.
* O aconselhamento é um serviço especializado de orientação. É o processo de ajudar os indivíduos, aprender mais sobre si próprios e as suas situações presentes e possíveis futuras a dar um contributo substancial para a sociedade.
* O aconselhamento é essencialmente um processo em que o conselheiro ajuda a aconselhar para fazer interpretações dos factos relativos à escolha, plano ou ajuste que ele precisa de fazer. [Glen.F.Smith].
* O aconselhamento é uma série de contactos directos com o indivíduo que tem como objectivo oferecer-lhe assistência na mudança das suas atitudes e

comportamentos. [Carl Rogers]

CARACTERÍSTICAS DO ACONSELHAMENTO

> É um processo contínuo

> É a assistência ao indivíduo no processo de desenvolvimento e não uma direcção desse desenvolvimento.

> É um serviço organizado e não uma actividade incidental da escola

> Envolve duas pessoas - uma à procura de ajuda e outra profissionalmente treinada que pode ajudar a primeira. O aconselhamento visa provocar mudanças desejadas no indivíduo para auto-realização e fornecer assistência para resolver problemas através de uma relação pessoal íntima

> Ajuda o conselheiro a adquirir independência e a desenvolver um sentido de responsabilidade

> O conselheiro descobre o problema do conselheiro e ajuda-o a estabelecer objectivos realistas

> Preocupa-se tanto com atitudes como com acções

> Envolve algo mais do que oferecer uma assistência para encontrar uma solução para um problema imediato

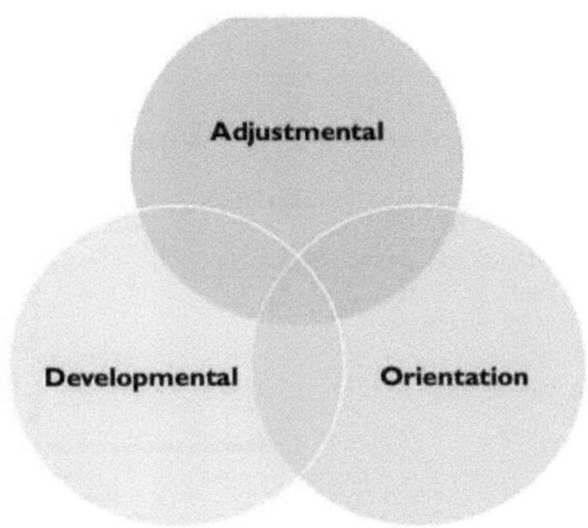

Ajustamento

FINS DE ORIENTAÇÃO E ACONSELHAMENTO

- Fornecer a informação e assistência necessárias

- Ajudar o indivíduo a fazer escolhas sensatas

- Melhorar a compreensão do eu

- Facilitar o ajustamento

- Ajuda na adaptação às mudanças ou ao novo ambiente

- Tornar auto-suficiente e independente

- Promover o melhor desenvolvimento pessoal e profissional

- Crescimento físico, psicológico, emocional, social e espiritual equilibrado

- Ajuda no desenvolvimento geral e para viver a vida produtiva

NUTRITION

É definida como a ciência que trata do estudo de nutrientes e alimentos e do seu efeito sobre a natureza e função do organismo em diferentes condições de idade, saúde e doença. A nutrição é definida como a soma dos processos através dos quais um indivíduo recebe e utiliza alimentos (IDE 1994). O crescimento e desenvolvimento óptimos são os objectivos primários da nutrição pediátrica. Um dos principais focos com o aconselhamento dietético é fazer uma abordagem passo a passo, de modo a que as mudanças sejam alcançáveis a longo prazo.

PROCESSO DE FORMAÇÃO DE CÁRIES

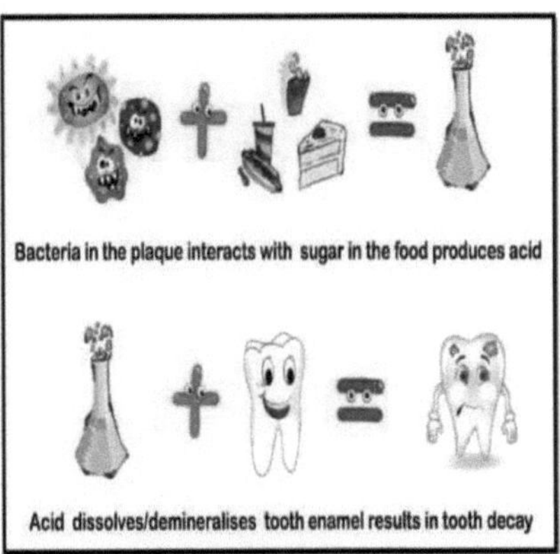

OBJECTIVO DA ANÁLISE DIETÉTICA

> Para obter um quadro geral dos tipos de alimentos na dieta dos pacientes, preferência alimentar e qualidade dos alimentos consumidos.

> Correcção dos desequilíbrios alimentares que podem afectar a saúde geral do paciente e que também se reflectem na sua saúde oral.

> Modificação dos hábitos alimentares, particularmente a ingestão de sacarose contendo alimentos sob formas, quantidades e circunstâncias que promovem a promoção de cáries.

> Proporcionar uma base para fazer recomendações individuais para alterações na dieta, importantes para a saúde da mucosa oral e para a prevenção da cárie dentária.

DIRECTRIZES PARA O ACONSELHAMENTO EM MATÉRIA DE DIETA

> Reunir informação: Dados de identificação pessoal, gostos, antipatias e percepção do doente quanto à causa do problema.

> Avaliar e interpretar a informação: Adequação relativa da dieta, hábitos alimentares e os factores ambientais ou sistémicos indirectos que contribuem para o problema dietético - para encontrar as razões do problema dentário do paciente.

> Desenvolver e implementar um plano de acção: A dieta prescrita ao paciente consiste principalmente em modificações graduais e qualitativas da dieta, utilizando intercâmbios alimentares aceitáveis. Ser realista nos tipos e quantidades de alterações feitas inicialmente.

> Procurar a participação activa

> Acompanhamento

SUBSTITUTOS DO AÇÚCAR

> São menos cariogénicos ou não cariogénicos

> Os edulcorantes simulam o fluxo de saliva

> Têm um papel menor ou nenhum efeito na glicólise bacteriana

> O pH da placa aumenta com edulcorantes, mobiliza cálcio e fosfato para remineralização da superfície dentária

> Nas crianças que consomem sacarose com mais frequência, é ideal
substituir a sacarose por substitutos de açúcar.

Os edulcorantes são de dois tipos:

> Edulcorantes não calóricos

> Edulcorantes calóricos

Inclui

i. açúcares-frutose, glucose, lactose

ii. açúcar-lisina, sorbitol, xilitol e utilizado em gomas de mascar,
medicamentos, produtos alimentares e pasta de dentes.

Acoplamento de açúcar: Estes são substitutos muito eficazes do açúcar e
anticariogénicos. Assemelha-se exactamente à sacarose.

TÉCNICAS DE ESCOVAÇÃO DE DENTES

A técnica adequada de escovagem dos dentes desempenha um papel
muito importante na manutenção da limpeza da cavidade oral, o que por
sua vez ajuda na prevenção da cárie dentária. Nunca se pode subestimar
a importância dos cuidados dentários e da escovagem dentária para uma
boa saúde oral. Cuidados dentários verdadeiramente deficientes podem
levar à perda de dentes ou a uma dentição inadequada, o que pode levar
a dificuldades na alimentação que, em última análise, afectam a nutrição.
Bons cuidados dentários podem melhorar a saúde da cavidade oral.

Técnicas adequadas de escovagem dos dentes para crianças e adultos

- A escova deve ser inclinada cerca de 45 graus para a boca

• A escovagem deve demorar cerca de três minutos. Atribuir um minuto e
meio para o lado direito e outro para o lado esquerdo da boca.

- A escovagem deve ser circular em movimento, e não para cima e para baixo. Para cobrir todas as áreas da boca e dos dentes, a escovagem deve ser feita no sentido contrário ao dos ponteiros do relógio.
- Fazer da utilização do fio dental um hábito diário

AUXILIARES DE LIMPEZA INTERDENTAIS

- Os auxiliares de limpeza interdentários são dispositivos adjuvantes que são utilizados para remover a placa bacteriana das superfícies interproximais dos dentes

FLUXOS DENTAIS

- O fio dentário é interdental muito eficaz para remover a placa bacteriana interproximalmente
- O fio dentário pode estar disponível sob várias formas
- Multifilamento - retorcido / não retorcido
- Ligado / não ligado
- Grosso / fino
- Depilado / não depilado

FUNÇÃO DO FIO DENTAL

- Remoção da placa aderente e dos resíduos alimentares da embrulhada interproximal e sob os pônticos de dentadura parcial fixa
- Polimento da superfície do dente durante a remoção da placa bacteriana e dos detritos
- Estimular e massajar as papilas interdentais
- Ajuda na localização dos depósitos de cálculo subgengival, margens salientes das restaurações, lesões cariosas proximais32

CONCLUSÃO

"A prevenção é melhor do que a cura", por isso é imperativo que nós, Dentistas, nos concentremos não só no tratamento da cárie dentária, mas também na prevenção da cárie dentária. Existem actualmente variedades de novos agentes que podem ser utilizados para prevenir a cárie dentária. Além disso, a cárie dentária é multifactorial e deve-se avaliar as medidas preventivas, especialmente as não fluoretadas, de tal forma que possam ser introduzidas a nível comunitário para a prevenção da cárie dentária. O processo de cárie pode ser compreendido em termos muito simples como sendo o resultado de ácidos gerados pelo biofilme dentário a partir de carboidratos fermentáveis dietéticos que levam à desmineralização do mineral dentário e, em última análise, a uma lesão cariosa. No entanto, o ambiente complexo e dinâmico criado por vários factores que contribuem para tal deve ser tido em conta para compreender plenamente o processo da doença da cárie. Os profissionais não devem depender apenas dos fluoretos para a prevenção da cárie dentária, mas devem ter uma visão mais ampla e procurar outras medidas, agentes antes de formularem um protocolo para a prevenção da cárie dentária.

"SEJA FIEL AOS SEUS DENTES OU ELES SERÃO FALSOS PARA SI"

REFERÊNCIAS

1. Selwitz RH, Ismail AI, Pitts NB. Cáries dentárias. A Lanceta. 2007 Jan 6;369(9555):51-9.

2. Singh ML, Papas AS. Observação clínica a longo prazo da cárie dentária em doentes com hipofunção salivar utilizando um

enxaguamento remineralizante supersaturado de fosfato de cálcio. The Journal of clinical dentistry. 2009;20(3):87-92.

3. Dawes C. Fluoretos: mecanismos de acção e recomendações de utilização. Journal (Associação Canadiana de Medicina Dentária). 1989 Set;55(9):721.

4. Walsh T, Worthington HV, Glenny AM, Appelbe P, Marinho VC, Shi X. Pastas de dentes com flúor de diferentes concentrações para prevenir a cárie dentária em crianças e adolescentes. Base de dados Cochrane de revisões sistemáticas. 2010(1).

5. Conselho da Associação Dentária Americana para Assuntos Científicos. Flúor tópico aplicado profissionalmente: Recomendações clínicas baseadas em provas. The Journal of the American Dental Association. 2006 Aug 1;137(8):1151-9.

6. Horowitz HS. As recomendações do CDC 2001 para a utilização de flúor para prevenir e controlar a cárie dentária nos Estados Unidos. Journal of public health dentistry. 2003 Mar;63(1):3-8.

7. Ahovuo-Saloranta A, Hiiri A, Nordblad A, Makela M, Worthington HV. Selantes de fossa e fissuras para prevenir a cárie dentária nos dentes permanentes de crianças e adolescentes. Cochrane Database of Systematic Reviews. 2008(4).

8. Beauchamp J, Caufield PW, Crall JJ, Donly K, Feigal R, Gooch B, Ismail A, Kohn W, Siegal M, Simonsen R. Recomendações clínicas baseadas em provas para a utilização de selantes de fossa e fissuras: um relatório do Conselho da Associação Dentária Americana para Assuntos Científicos. The Journal of the American Dental Association. 2008 Mar 1;139(3):257-68.

9. Heilman JR, Kiritsy MC, Levy SM, WEFEL JS. Avaliação dos níveis de flúor de refrigerantes carbonatados. The Journal of the American Dental Association. 1999 Nov 1;130(11):1593-9.

1 0.Spencer AJ, Slade GD, Davies M. Fluoração da água na Austrália. Saúde Dentária Comunitária. 1996 Set;13:27-37.

11. Warren JJ, Levy SM, Broffitt B, Cavanaugh JE, Kanellis MJ, Weber-Gasparoni K. Considerações sobre a ingestão óptima de flúor utilizando fluorose dentária e resultados de cárie dentária - um estudo longitudinal. Journal of public health dentistry. 2009 Mar;69(2):111-5.

12. Barnes GP, Parker WA, Lyon Jr TC, Drum MA, Coleman GC. Etnia, localização, idade e factores de fluorização nas cáries dos dentes do biberão e prevalência de cáries das crianças Head Start. Relatórios de Saúde Pública. 1992 Mar;107(2):167.

1 3.Shiboski CH, Gansky SA, Ramos-Gomez F, Ngo L, Isman R, Pollick HF. A associação de cárie infantil e de raça/etnia entre as crianças pré-escolares da Califórnia. Journal of public health dentistry. 2003 Mar;63(1):38-46.

14. Maupome G, Clark DC, Levy SM, Berkowitz J. Padrões de cárie dentária após a cessação da fluorização da água. Dentisteria dentária comunitária e epidemiologia oral. 2001 Fev;29(1):37-47.

15. Kunzel W, Fischer T. Aumento e queda da prevalência de cáries em cidades alemãs com diferentes concentrações de F na água potável. Investigação da cárie. 1997;31(3):166-73.

16. Kunzel W, Fischer T, Lorenz R, Bruhmann S. Diminuição da prevalência de cáries após a cessação da fluorização da água na antiga Alemanha de Leste. Odontologia comunitária e epidemiologia

oral. 2000 Oct;28(5):382-9.

1 7.Seppa L, Karkkainen S, Hausen H. Caries Trends 1992-1998 in Two Low- Fluoride Finnish Towns Formerly with and without Fluoridation. Pesquisa de Cárie. 2000;34(6):462-8.

18. Colquhoun J. Porque mudei de ideias sobre a fluorização da água. Perspectivas em Biologia e Medicina. 1997;41(1):29-44.

19. Diesendorf M. O mistério da cárie dentária em declínio. A natureza. 1986 Jul 10;322(6075):125-9.

20. Luke J. Deposição de flúor na glândula pineal humana envelhecida. Investigação da cárie. 2001;35(2):125-8.

21. BachinskiT PP, Gutsalenko OA, Naryzhniuk ND, Sidora VD, Shliakhta AI. Acção do flúor corporal de pessoas saudáveis e doentes com tiroidopatia sobre o funcionamento do sistema hipofise-tiróide. Problema de endocrinologiaii. 1985;31(6):25-9.

22. Czerwinski E, Nowak J, Dabrowska D, Skolarczyk A, Kita B, Ksiezyk M. Bone and joint pathology in fluoride-exposed workers. Arquivos de Saúde Ambiental: Um Jornal Internacional. 1988 Oct 1;43(5):340-3.

23. Alarcon-Herrera MT, MartIn-Dominguez IR, Trejo-Vazquez R, Rodriguez-Dozal S. Fluoreto de água de poços, fluorose dentária, e fracturas ósseas no Vale do Guadiana no México. Fluoreto. 2001 1;34(2):139-49 de Maio.

24. Gutteridge DH, Price RI, Kent GN, Príncipe RL, Michell PA. Fracturas espontâneas da anca em doentes tratados com flúor: Potenciais factores causais. Journal of Bone and Mineral Research. 1990 Mar;5(S1):S205-15.

25. Johnson WJ, Taves DR, Jowsey J. Fluoridation e doença óssea em

doentes renais. InContinuando a Avaliação do Uso de Fluoretos. AAAS Simpósio Seleccionado. Westview Press, Boulder, Colorado 1979 (pp. 275-293).

26. Tsutsui T, Suzuki N, Ohmori M, Maizumi H. Citotoxicidade, aberrações cromossómicas e síntese não programada de ADN em fibroblastos diplóides humanos cultivados induzidos por fluoreto de sódio. Cartas de Pesquisa de Mutação. 1984 Abr 1;139(4):193-8.

27. Neelam K, Suhasini RV, Sudhakar RY. Incidência de prevalência de infertilidade entre os membros masculinos casados do distrito de Andhra Pradesh, distrito de fluorose endémica. InAbstract Proc Conf Conf Int Soc for Fluoride Res 1987.

28. Goswami M, Saha S, Chaitra TR. Últimos desenvolvimentos em tecnologias remineralizantes não fluoretadas. Journal of Indian Society of Pedodontics and Preventive Dentistry. 2012 Jan 1;30(1):2.

29. Chhabra KG, Shetty PJ, Prasad KV, Mendon CS, Kalyanpur R. The beyond measures: Medidas preventivas não farinhentas para cárie dentária. J Saúde Oral Intensiva. 2011 Abr 1;3(2):1-8.

30. Kalra DD, Kalra RD, Kini PV, Prabhu CA. Remineralização de nãofluoretos: Uma revisão baseada em provas das tecnologias contemporâneas. Journal of Dental and Allied Sciences. 2014 Jan 1;3(1):24.

31. Linked.in Seminário Slideshare do Dr. Roshni Maurya

32. Essentials of Public Health Dentistry (Odontologia Comunitária) [5a] Edição

33. Aas JA, Griffen AL, Dardis SR, Lee AM, Olsen I, Dewhirst FE, Leys EJ, Paster BJ. Bactérias da cárie dentária em dentes primários e

permanentes em crianças e jovens adultos. Diário de microbiologia clínica. 2008 Abr 1;46(4):1407-17.

34. Becker MR, Paster BJ, Leys EJ, Moeschberger ML, Kenyon SG, Galvin JL, Boches SK, Dewhirst FE, Griffen AL. Análise molecular de espécies bacterianas associadas a cáries infantis. Diário de microbiologia clínica. 2002 Mar 1;40(3):1001-9.

35. Bowden GH. Possibilidades de modificação do ataque de cárie através da alteração da microflora oral. Jornal (Associação Canadiana de Medicina Dentária). 1984 Fev;50(2):169.

36. Dawes C, Dibdin GH. Concentrações Salivares de Ureia libertadas de uma pastilha elástica contendo Ureia e como estas afectam o conteúdo de Ureia das placas estabilizadas em gel e o seu pH após exposição à Sacarose. Pesquisa de Cárie. 2001;35(5):344-53.

37. Dibdin GH, Dawes C. Um modelo matemático da influência da ureia salivar no pH da placa dentária em jejum e nas alterações que ocorrem durante um desafio cariogénico. Investigação da cárie. 1998;32(1):70-4.

38. Kleinberg I. Efeito da concentração de ureia nos níveis de pH da placa humana in situ. Arquivos de biologia oral. 1967 Dez 1;12(12):1475-84.

39. Burne RA, Marquês RE. Produção de álcalis por bactérias orais e protecção contra cárie dentária. Cartas de microbiologia FEMS. 2000 Dez 1;193(1):1-6.

40. Zong A, Cao H, Wang F. Polissacarídeos anticancerígenos de recursos naturais: Uma revisão da investigação recente. Polímeros de carboidratos. 2012 Nov 6;90(4):1395-410.

41. Efferth T, Koch E. Interacções complexas entre fitoquímicos. O conceito terapêutico multitarget da fitoterapia. Os alvos actuais dos fármacos. 2011 Jan 1;12(1):122-32.

42. Wolinsky LE, Mania S, Nachnani S, Ling S. O efeito inibidor do extracto aquoso de Azadirachta indica (Neem) sobre as propriedades bacterianas que influenciam a formação da placa in vitro. Diário de investigação dentária. 1996 Fev;75(2):816-22.

43. Vanka A, Tandon S, Rao SR, Udupa N, Ramkumar P. O efeito do Neem Azadirachta indica [correcção da (Adirachta indica)] lavagem da boca em Streptococcus mutans e crescimento de lactobacilos. PMID: 11808064

44. Agarwal P, Nagesh L. Avaliação da actividade antimicrobiana de várias concentrações de extracto de Tulsi (Ocimum sanctum) contra Streptococcus mutans: Um estudo in vitro. Jornal Indiano de Investigação Dentária. 2010 Jul 1;21(3):357.

4 5.Seneviratne CJ, Wong RW, Haegg U, Chen Y, Herath TD, Lakshman Samaranayake P, Kao R. Prunus mume extractos exibem actividade antimicrobiana contra bactérias orais patogénicas. International Journal of Paediatric Dentistry. 2011 Jul;21(4):299-305.

46. Ferrazzano GF, Roberto L, Amato I, Cantile T, Sangianantoni G, Ingenito A. Propriedades antimicrobianas do extracto de chá verde contra a microflora cariogénica: um estudo in vivo. Diário de alimentos medicinais. 2011 set 1;14(9):907-11.

47. Tagashira M, Uchiyama K, Yoshimura T, Shirota M, Uemitsu N. Inibição por polifenóis de brácteas de lúpulo de aderência celular e síntese de glucanos hidrossolúveis de estreptococos mutantes.

Biociências, biotecnologia, e bioquímica. 1997 Jan 1;61(2):332-5.

4 8.Ooshima T, Osaka Y, Sasaki H, Osawa K, Yasuda H, Matsumura M, Sobue S, Matsumoto M. Actividade inibidora da actividade inibidora da casca do cacau em experiências in-vitro e em animais. Arquivos de biologia oral. 2000 Ago 1;45(8):639-45.

4 9.Osawa K, Miyazaki K, Shimura S, Okuda J, Matsumoto M, Ooshima T. Identificação de substâncias cariostáticas na casca do cacau: as suas actividades antiglucosiltransferase e antibacterianas. Journal of Dental Research. 2001 Nov;80(11):2000-4.

5 0.Steinberg D, Feldman M, Ofek I, Weiss EI. Efeito de um componente de peso molecular elevado de arando sobre os constituintes do biofilme dentário. Journal of Antimicrobial Chemotherapy. 2004 Jul 1;54(1):86-9.

51. Koo H, Xiao J, Klein MI, Jeon JG. Os exopolissacáridos produzidos por Streptococcus mutans glucosyltransferases modulam o estabelecimento de microcolónias dentro de biofilmes multiespecíficos. Diário de bacteriologia. 2010 Jun 15;192(12):3024-32.

52. Yamanaka A, Kimizuka R, Kato T, Okuda K. Efeitos inibidores do sumo de arando na fixação de estreptococos orais e formação de biofilme. Microbiologia e imunologia orais. 2004 Jun;19(3):150-4.

53. Koo H, Schobel B, Scott-Anne K, Watson G, Bowen WH, Cury JA, Rosalen PL, Park YK. Apigenina e tt-farnesol com efeitos fluoretados em biofilmes de S. mutans e cáries dentárias. Diário de investigação dentária. 2005 Nov;84(11):1016-20.

54. Darout IA, Albandar JM, Skaug N, Ali RW. Níveis de microbiota

salivares em relação ao estado periodontal, experiência de cárie e utilização de desperdícios em adultos sudaneses. Diário de periodontologia clínica. 2002 Maio;29(5):411-20.

55. Almas K, Al-Zeid Z. O efeito antimicrobiano imediato de uma escova de dentes e o despertar errado de bactérias cariogénicas: um estudo clínico. A revista da prática dentária contemporânea. 2004 Fev;5(1):105-14.

56. Duailibe SA, Goncalves AG, Ahid FJ. O efeito de um extracto de própolis sobre Streptococcus mutans conta in vivo. Journal of Applied Oral Science. 2007 Oct;15(5):420-3.

57. Li XC, Cai L, Wu CD. Compostos antimicrobianos de Ceanothus americanus contra agentes patogénicos orais. Fitoquímica. 1997 Set 1;46(1):97-102.

58. Xie Q, Li J, Zhou X. Efeito anticalcário dos compostos extraídos de Galla chinensis num modelo de biofilme multiespecífico. Microbiologia oral e imunologia. 2008 Dez;23(6):459-65.

59. Loesche WJ, Grossman NS, Earnest R, Corpron R. O efeito de mascar pastilha elástica xilitol na placa e níveis de saliva de Streptococcus mutans. The Journal of the American Dental Association. 1984 Abr 1;108(4):587-92.

6 0.Svanberg M, Birkhed D. Efeito de dentifrícios contendo xilitol e glicerol ou sorbitol em estreptococos mutantes na saliva. Pesquisa de cárie. 1991;25(6):449-53.

61. Vadeboncoeur C, Trahan L, Mouton C, Mayrand D. Efeito do xilitol no crescimento e glicólise das bactérias acidogénicas orais. Journal of dental research. 1983 Ago;62(8):882-4.

62. Arends J, Smits M, Ruben JL, Christoffersen J. Efeito combinado do xilitol e flúor na desmineralização do esmalte in vitro. Pesquisa de cárie. 1990;24(4):256-7.

6 3.Isokangas PJ. Xylitol pastilha elástica na prevenção da cárie: Um estudo longitudinal sobre crianças finlandesas em idade escolar.

64. Alanen P, Isokangas P, Gutmann K. Xylitol candies in caries prevention: resultados de um estudo de campo em crianças estonianas. Odontologia Comunitária e Epidemiologia Oral. 2000 Jun;28(3):218-24.

65. Honkala E, Honkala S, Shyama M, Al-Mutawa SA. Ensaio de campo sobre prevenção de cáries com rebuçados de xilitol entre alunos deficientes da escola. Investigação sobre a cárie. 2006;40(6):508-13.

6 6.Oscarson P, Holgerson PL, Sjostrom I, Twetman S, Stecksen-Blicks C. Influência de uma baixa dose de xilitol na colonização de estreptococos mutantes e desenvolvimento de cáries em crianças em idade pré-escolar. Arquivos Europeus de Odontologia Pediátrica. 2006 Set 1;7(3):142-7.

67. Milgrom P, Ly KA, Tut OK, Mancl L, Roberts MC, Briand K, Gancio MJ. Xilitol xarope oral tópico pediátrico para prevenir a cárie dentária: um ensaio clínico aleatório duplo-cego de eficácia. Arquivos de pediatria e medicina adolescente. 2009 Jul 6;163(7):601-7.

68. Tanboga I, Qaglar E, Kargul B. Campanha de consumo alimentar probiótico em crianças turcas, perspectivas orais 'Probióticos para o seu filho'. Int J Pediatr Dent. 2003;13(Suppl 1):59.

69. Caglar E, Kargul B, Tanboga I. O papel da bacterioterapia e dos probióticos na saúde oral. Doenças orais. Maio de 2005;11(3):131-7.

70. Ahola AJ, Yli-Knuuttila H, Suomalainen T, Poussa T, Ahlstrom A, Meurman JH, Korpela R. Consumo a curto prazo de queijo contendo probióticos e o seu efeito nos factores de risco de cárie dentária. Arquivos de biologia oral. 2002 Nov 1;47(11):799- 804.

71. Caglar E, Kavaloglu Cildir S, Ergeneli S, Sandalli N, Twetman S. Níveis de estreptococos salivares mutantes e lactobacilos após ingestão da bactéria probiótica Lactobacillus reuteri ATCC 55730 por palhinhas ou comprimidos. Acta Odontologica Scandinavica. 2006 Jan 1;64(5):314-8.

72. Qaglar E, Kuscu OO, Cildir SK, Kuvvetli SS, Sandalli N. Um dispositivo médico administrado com pastilha probiótica e o seu efeito nos estreptococos salivares mutantes e nos lactobacilos. Jornal Internacional de Odontologia Pediátrica. 2008 Jan;18(1):35-9.

73. Allan I, Newman H, Wilson M. Actividade antibacteriana da Bioglass® particulada contra bactérias supra e subgengivais. Biomateriais. 2001 Jun 15;22(12):1683- 7.

74. Alaudin SS, Fontana M. Avaliação de Novamin® como adjunto do flúor para remineralização da lesão da cárie. Relatórios de investigação de NovaMin®. 2006.

75. Chhabra KG, Shetty PJ, Prasad KV, Mendon CS, Kalyanpur R. The beyond measures: Medidas preventivas não farinhentas para cárie dentária. J Saúde Oral Intensiva. 2011 Abr 1;3(2):1-8.

76. Polícia de Marsh. Controlo do biofilme oral com antimicrobianos. Diário de Medicina Dentária. 2010 Jun 1;38:S11-5.

77. Autio-Gold J. O papel da clorhexidina na prevenção da cárie. A odontologia operativa. 2008 Nov;33(6):710-6.

78. Jenkins S, Addy M, Newcombe R. Triclosan e lauryl sulfato de sódio lavagens bucais: (I). Efeitos na contagem bacteriana salivar. Diário de periodontologia clínica. 1991 Fev;18(2):140-4.

79. Kulkarni VV, Damle SG. Avaliação comparativa da eficácia de fluoreto de sódio, clorexidina e triclosan enxaguamentos bucais na redução da contagem de estreptococos mutantes na saliva: um estudo in vivo. Journal of the Indian Society of Pedodontics and Preventive Dentistry. 2003 Set;21(3):98-104.

8 0.Shapiro S, Guggenheim B. A acção do timol sobre as bactérias orais. Microbiologia e imunologia orais. 1995 Ago;10(4):241-6.

81. NIZEL AE. Aminoácidos, Proteínas, e Cáries Dentárias.

82. Autio-Gold J. O papel da clorhexidina na prevenção da cárie. A odontologia operativa. 2008 Nov;33(6):710-6.

83. Reynolds EC. Complexos anticariogénicos de fosfato de cálcio amorfo estabilizado por fosfopéptidos de caseína: uma revisão. Cuidados especiais em Odontologia. 1998 Jan;18(1):8-16.

84. Reynolds EC. A prevenção da desmineralização sub-superficial do esmalte bovino e alteração da composição da placa por caseína num modelo intra-oral. Journal of Dental Research. 1987 Jun;66(6):1120-7.

85. Azarpazhooh A, Limeback H. Eficácia clínica dos derivados de caseína: uma revisão sistemática da literatura. The Journal of the American Dental Association. 2008 Jul 1;139(7):915-24.

86. Morgan MV, Adams GG, Bailey DL, Tsao CE, Fischman SL, Reynolds EC. O efeito anticariogénico da pastilha sem açúcar contendo nanocomplexos CPP-ACP sobre a cárie aproximada determinada por

radiografia de mordedura digital. Investigação da cárie. 2008;42(3):171-84.

8 7.Iijima Y, Cai F, Shen P, Walker G, Reynolds C, Reynolds EC. Resistência ácida de lesões subsuperficiais de esmalte remineralizadas por uma pastilha elástica sem açúcar contendo fosfato de caseína-amorfosfato de cálcio. Investigação da cárie. 2004;38(6):551-6.

88. Cai F, Shen P, Morgan MV, Reynolds EC. Remineralização in situ de lesões subsuperficiais do esmalte através de pastilhas sem açúcar contendo fosfato de caseína fosfopéptidoamórfico de cálcio. Jornal Dentário Australiano. 2003 Dez;48(4):240-3.

89. Nairn W. Dentisteria minimamente invasiva - a gestão de cáries. Londres: Quintessência. 2007;7:91-2.

90. Mazzaoui SA, Burrow MF, Tyas MJ, Dashper SG, Eakins D, Reynolds EC. Incorporação de fosfato de caseína fosfopéptido amórfico de cálcio num cimento de ionómero de vidro. Journal of dental research. 2003 Nov;82(11):914-8.

91. Poitevin A, Peumans M, De Munck J, Braem M, Van Meerbeek B. Eficácia clínica de um creme CPP-ACP para tratamento de hipersensibilidade dentária. InIADR, Data: 2004/08/25-2004/08/28, Local: Istambul, 2004.

92. Kariya S, Sato T, Sakaguchi Y, Yoshii E. Efeito flúor na capacidade de resistência aos ácidos de CPP-ACP contendo material. Resumo do Pub Med. 2004(2045).

93. Al Batayneh O. aplicações clínicas de mousse dentária [TM] e outros produtos CPP-ACP na prevenção da cárie: recomendações

baseadas em provas. Diário Dentário Sorriso. 2009:8-12.

94. Zander HA, Bibby BG. Penicilina e actividade de caries. Diário de investigação dentária. 1947 Oct;26(5):365-8.

95. Jordan HV, De Paola PF. Efeito de um gel de vancomicina 3% aplicado topicamente sobre Streptococcus mutans em diferentes superfícies dentárias. Diário de investigação dentária. 1974 Jan;53(1):115-20.

96. Balakrishnan M, Simmonds RS, Tagg JR. A cárie dentária é uma doença infecciosa evitável. Revista dentária australiana. 2000 Dez;45(4):235-45.

97. Chen F, Liu XM, Rice KC, Li X, Yu F, Reinhardt RA, Bayles KW, Wang D. Micelas de ligação aos dentes para a prevenção da cárie dentária. Agentes antimicrobianos e quimioterapia. 2009 Nov 1;53(11):4898-902.

98. Mezine I, Zhang H, Petteruti M, Opet M, Finley J, inventores; Todd AM Co, cessionário. Composições de cuidados orais derivadas da família Labiatae. Estados Unidos patente US 7,517,541. 2009 Abr 14.

99. Majeed M, Prakash S, inventores; Sabinsa Corp, cessionário. Composição e métodos contendo um óleo essencial antimicrobiano estendido de Coleus forskohlii. Patente dos Estados Unidos US 6,607,712. 2003 Ago 19.

100. Davies J. Inactivação dos antibióticos e a disseminação dos genes de resistência. Ciência. 1994 Abr 15;264(5157):375-82.

101. Pazgier M, Hoover DM, Yang D, Lu W, Lubkowski J. Human p-defensins. CMLS, Cellular and Molecular Life Sciences. 2006 Jun 1;63(11):1294-313.

102.	Brogden KA. Antimicrobianos peptídeos: formadores de poros ou inibidores metabólicos em bactérias? A natureza revê a microbiologia. 2005 Mar;3(3):238-50.

103.	Zasloff M. Antimicrobianos peptídeos de organismos multicelulares. natureza. 2002 Jan;415(6870):389-95.

104.	Beckloff N, Laube D, Castro T, Furgang D, Park S, Perlin D, Clements D, Tang H, Scott RW, Tew GN, Diamond G. Actividade de um mimetismo antimicrobiano de peptídeo contra culturas planctónicas e biofilme de patogéneos orais. Agentes antimicrobianos e quimioterapia. 2007 Nov 1;51(11):4125-32.

105.	Reynolds EC, Dashper SG, O'Brien-Simpson NM, Talbo GH, Malkoski M, inventores; Universidade de Melbourne, cessionário. Antimicrobianos peptídeos. Estados Unidos patente US 7,588,752. 2009 Set 15.

106.	Leung KP, Concannon SP. Peptídeo antimicrobiano e seus métodos de utilização. US749498. 2009.

107.	Eckert R, He J, Yarbrough DK, Qi F, Anderson MH, Shi W. Morte selectiva de Streptococcus mutans por um peptídeo antimicrobiano "inteligente" guiado por feromonas. Agentes antimicrobianos e quimioterapia. 2006 Nov 1;50(11):3651-7.

108.	Li L, He J, Eckert R, Yarbrough D, Lux R, Anderson M, Shi W. Concepção e caracterização de um peptídeo antimicrobiano activado com ácido. Biologia química e design de drogas. 2010 Jan;75(1):127-32.

109.	Islão B, Khan SN, Khan AU. Cáries dentárias: da infecção à prevenção. Monitor de Ciências Médicas. 2007 Nov 1;13(11):RA196-

203.

110.   Lazarus NH, Kunkel EJ, Johnston B, Wilson E, Youngman KR, Butcher EC. Uma quimiocina mucosa comum (quimiocina epitelial associada à mucosa/CCL28) atrai selectivamente os plasmoblastos IgA. O Journal of Immunology. 2003 Abr 1;170(7):3799-805.

111.   Dorozhkin SV. Apatites nanodimensionais e nanocristalinas e outros ortofosfatos de cálcio em engenharia biomédica, biologia e medicina. Materiais. 2009 Dez;2(4):1975-2045.

112.   Tschoppe P, Kielbassa AM, Meyer-Lueckel H. Avaliação das capacidades remineralizantes dos substitutos da saliva modificada in vitro. Arquivos de Biologia Oral. 2009 Set 1;54(9):810-6.

113.   Lynch RJ, Churchley D, Butler A, Kearns S, Thomas GV, Badrock TC, Cooper L, Higham SM. Efeitos do zinco e flúor na remineralização de lesões cariosas artificiais sob condições simuladas de fluido de placa. Investigação da cárie. 2011;45(3):313-22.

114.   Nancollas GH. O envolvimento de fosfatos de cálcio em processos de mineralização biológica e desmineralização. Química pura e aplicada. 1992 Jan 1;64(11):1673-8.

115. Walsh LJ. Tecnologias contemporâneas para terapias de remineralização: A revisão. Intenção Dent SA. 2009 Jan;11(6):6-16.

116.   Sullivan RJ, Masters J, Cantore R, Roberson A, Petrou I, Stranick M, Goldman H, Guggenheim B, Gaffar A. Desenvolvimento de um dentifrício de duplo componente de eficácia anti-carioca reforçada contendo flúor de sódio e fosfato dicálcico di-hidratado. Revista americana de odontologia. 2001 Maio;14:3A-11A.

117.   Roveri N, Battistella E, Bianchi CL, Foltran I, Foresti E, Iafisco M, Lelli M, Naldoni A, Palazzo B, Rimondini L. Remineralização do esmalte de superfície: nanocristais apatita biomiméticos e iões de flúor efeitos diferentes. Journal of Nanomaterials. 2009;2009.

118.   Roveri N, Battistella E, Foltran I, Foresti E, Iafisco M, Lelli M, Palazzo B, Rimondini L. Nanocristais biomiméticos sintéticos de carbonato-hidroxiapatita para remineralização do esmalte. InAdvanced Materials Research 2008 (Vol. 47, pp. 821824). Trans Tech Publications Ltd.

119.   Tschoppe P, Zandim DL, Martus P, Kielbassa AM. Remineralização de esmalte e dentina por nano-hidroxiapatite em pasta de dentes. Revista de odontologia. 2011 Jun 1;39(6):430-7.

120.   Roveri N, Foresti E, Lelli M, Lesci IG. Avanços recentes na prevenção dos riscos para a saúde dos dentes: o uso diário de hidroxiapatite em vez de flúor. Patentes recentes sobre engenharia biomédica. 2009 Nov 1;2(3):197-215.

121.   Huang SB, Gao SS, Yu HY. Efeito da concentração de nano-hidroxiapatite na remineralização da lesão inicial do esmalte in vitro. Materiais biomédicos. 2009 Jun 5;4(3):034104.

122.   Rei NM, Itthagarun A, Cheung M. Remineralização por nanohidroxiapatite contendo dentifrício: Um estudo de ciclo de pH utilizando chorume. J Dent Res. 2006;85:100-6.

123.   Itthagarun A, King NM, Cheung M. Efeitos de remineralização da nanohidroxiapatite contendo dentifrício: Um estudo de ciclagem de pH utilizando sobrenadante. J Dent Res. 2006;85:000-.

124.   Najibfard K, Ramalingam K, Chedjieu I, Amaechi BT.

Remineralização da cárie precoce por um nano-hidroxiapatite dentifrício. *J Clin Dent.* 2011 ;22(5):139— 143.

125. Nakashima S, Yoshie M, Sano H, Bahar A. Efeito de um dentifrício de teste contendo carbonato de cálcio de tamanho nanométrico na remineralização de lesões de esmalte in vitro. Diário de ciência oral. 2009;51(1):69-77.

126. Madan N, Madan N, Sharma V, Pardal D, Madan N. Remineralização dentária usando vidro bio-activo - uma abordagem inovadora. Journal of Advanced Oral Research. 2011 Maio;2(2):45-50.

127. Kalra DD, Kalra RD, Kini PV, Prabhu CA. Remineralização de nãofluoretos: Uma revisão baseada em provas das tecnologias contemporâneas. Journal of Dental and Allied Sciences. 2014 Jan 1;3(1):24.

128. Goswami M, Saha S, Chaitra TR. Últimos desenvolvimentos em tecnologias remineralizantes não fluoretadas. Journal of Indian Society of Pedodontics and Preventive Dentistry. 2012 Jan 1;30(1):2.

129. Bijle MN, Ekambaram M, Lo EC, Yiu CK. O potencial combinado de remineralização do esmalte de arginina e pasta de dentes com flúor. Diário de Medicina Dentária. 2018 Set 1;76:75-82.

130. Bijle MN, Ekambaram M, Lo EC, Yiu CK. O potencial combinado de remineralização do esmalte de arginina e pasta de dentes com flúor. Diário de Medicina Dentária. 2018 Set 1;76:75-82.

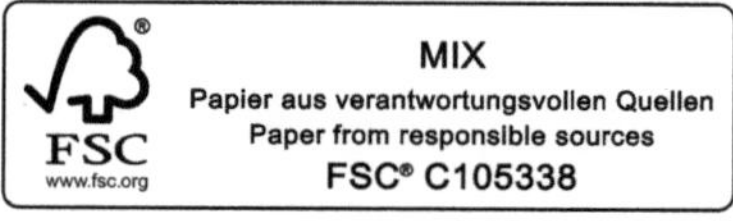

Printed by Books on Demand GmbH, Norderstedt / Germany